DE

L'INCONTINENCE D'URINE

DITE ESSENTIELLE

et de son Traitement

PAR

L'ÉLECTRISATION LOCALISÉE

PAR LE Dr HENRY LACAILLE
Ancien interne des hôpitaux de Paris,
Médaille de bronze de l'Assistance publique.

PARIS
IMPRIMERIE DE LA FACULTÉ DE MÉDECINE
52, rue Madame

1900

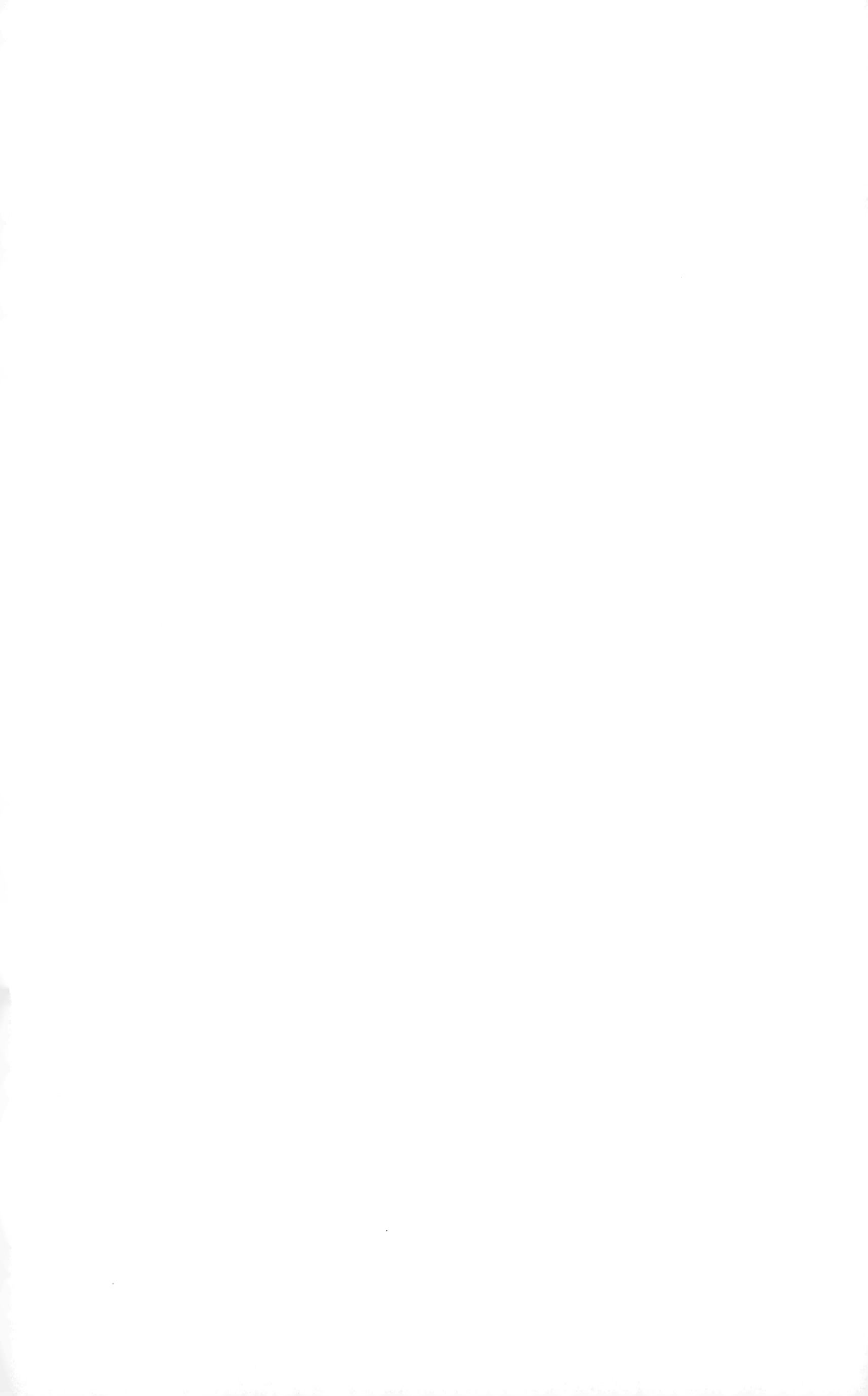

DE

L'INCONTINENCE D'URINE

DITE ESSENTIELLE

et de son Traitement

PAR

L'ÉLECTRISATION LOCALISÉE

PAR LE Dr HENRY LACAILLE
Ancien interne des hôpitaux de Paris,
Médaille de bronze de l'Assistance publique.

PARIS
IMPRIMERIE DE LA FACULTÉ DE MÉDECINE
52, rue Madame

1900

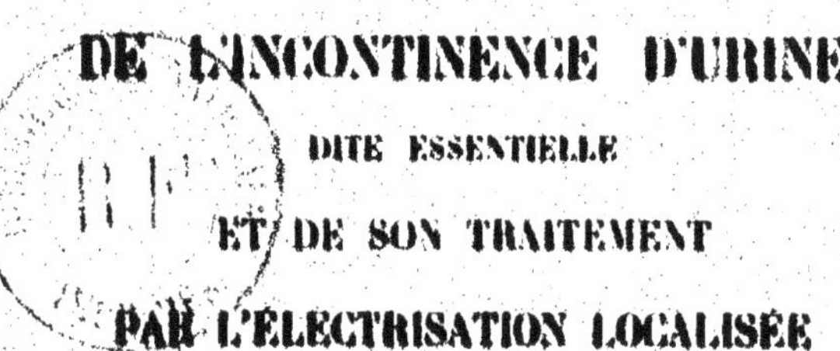

DE L'INCONTINENCE D'URINE

DITE ESSENTIELLE

ET DE SON TRAITEMENT

PAR L'ÉLECTRISATION LOCALISÉE

> Tout est dit et l'on vient trop tard depuis plus de sept mille ans qu'il y a des hommes et qui pensent.....
>
> Il faut chercher seulement à penser et à parler juste sans vouloir amener les autres à notre goût et à nos sentiments : c'est une trop grande entreprise.
>
> LA BRUYÈRE. *Caractères.*

Depuis que J.-L. Petit décrivait dans ses œuvres chirurgicales les « trois espèces de pisseurs au lit » les discussions ont commencé. Il n'est peut-être pas, en effet, beaucoup de maladies dont la pathogénie et le traitement aient été le sujet d'opinions aussi variées et aussi contradictoires que l'incontinence d'urine essentielle. Le grand nombre des hypothèses proposées pour expliquer la nature intime de cette ennuyeuse affection, le nombre encore plus grand des procédés thérapeutiques que l'esprit clinique ou l'imagination des disciples d'Esculape ont successivement mis en avant, démontrent surabondamment combien la doctrine médicale est longtemps restée flottante au double point de vue de la pathogénie et du traitement.

Un grand nombre de théories ont été proposées, qui

après avoir joui d'une vogue passagère et variant avec l'autorité de leur promoteur, n'ont pu résister devant un examen sérieux et devant l'épreuve des faits. Il en est de même en ce qui concerne le traitement ; toutes les médications possibles, les plus rationnelles et les plus baroques, ont été mises en usage, et les remèdes de bonnes femmes ont fait pendant longtemps la joie des empiriques. Les traitements ont suivi les vicissitudes des théories qui les faisaient appliquer. Quelques-uns parfois ont favorisé l'éclosion d'une hypothèse, tel le traitement belladoné dont les succès permirent à Trousseau d'appliquer le vieil adage : *Naturam morborum curationes ostendunt*. De ceux-ci et de celles-là un petit nombre a subsisté, dont nous examinerons la valeur chemin faisant.

Nous donnerons auparavant un court aperçu historique de la question.

HISTORIQUE

Avant Jean-Louis Petit, le traitement de l'incontinence et son étude n'existaient pour ainsi dire pas. Il faut attribuer l'insuffisance des documents au peu de résultat que donnait alors la thérapeutique, et surtout à cette idée, très répandue, paraît-il, dans le monde médical, que l'incontinence guérissait tout naturellement à l'époque de la puberté et se passait au mieux des ressources de l'art. Le premier J.-L. Petit donne une description de l'incontinence nocturne d'urine et, du même coup, il énonce les idées qu'il se fait de sa pathogénie.

Desault, en 1803, donne dans ses œuvres chirurgi

cales une théorie physiologique de l'incontinence et propose différents traitements.

En 1818, et pour ne citer que les grandes lignes, Guersant (Dict. en 60 vol. Incontinence), après quelques considérations intéressantes sur l'anatomie des muscles de la vessie et le sphincter déclare que l'incontinence reconnait toujours pour cause « une débilité des organes destinés à résister à la déjection des urines ».

Mauricet et Mondière, en 1827 et 1830, expérimentent l'extrait alcoolique de strychnos. Dupuytren, en 1818, prône les bains froids ; Morand, Bretonneau, Blache, s'occupent également du traitement de l'incontinence ; Trousseau, enfin, fonde sa grande théorie de l'excitabilité vésicale sur les bons effets que lui procure la belladone. Par contre, Bercioux, en 1858, tout en constatant les bons résultats de la belladone dans certains cas d'incontinence, s'élève contre l'explication de Trousseau et en propose une autre exactement opposée.

Depuis, de nombreux auteurs s'attachèrent à cette question, et plus d'une thèse eut pour sujet l'affection qui nous occupe actuellement. Gagey (1860) adopte les idées de Trousseau et prône la belladone. Nardin (1864), s'occupe pour la première fois d'une façon un peu précise de l'électricité dans le traitement de l'incontinence d'urine. En 1860, Béthune étudie en détail l'incontinence par atonie et son traitement. Après lui, Deloulme (1872), fait dans sa thèse un exposé des différentes façons dont on peut appliquer l'électricité aux maladies de la vessie. Fabre (1874), étudie les incontinences simulées dans l'armée et les moyens de traiter... les simulateurs. Reculard (1876), conclut à l'atonie des organes destinés à retenir l'urine. Il y avait déjà plusieurs années (1871), que M. le professeur Guyon avait exposé ses idées sur l'atonie sphinctérienne, et c'est sous son inspiration que Du Souich, en 1877, faisait sa thèse sur l'incontinence d'urine essentielle. Neveu, en 1880, après une étude pleine d'intérêt sur l'anatomie et la physiologie du sphincter, aborde le traitement et vante les bons effets de l'eau de Contrexéville. Nous arrivons avec la thèse de Guinon (1888) et la thèse de Janet (1890) aux théories nouvelles qui font intervenir l'état nerveux et l'état psychologique des sujets dans la pathogénie de l'incontinence d'urine.

En 1891, enfin, de Sardac, étudiant l'incontinence nocturne chez les enfants, rapporte de nombreux cas de guérison dus à l'électrisation. Nous aurons à faire de nombreux emprunts dans le cours de cette étude aux travaux et aux observations de Courtade et J.-F. Guyon, Jamin, Guiard. Bien d'autres encore se sont occupés de cette question, qu'il nous est impossible de citer ici.

Avant de pousser plus avant l'étude de l'incontinence, il nous a paru profitable de jeter un coup d'œil rapide sur les notions d'anatomie et de physiologie admises actuellement, concernant l'appareil sphinctérien et l'innervation de la vessie, et le mécanisme de a miction.

ANATOMIE ET PHYSIOLOGIE

Nous n'insisterons pas sur la structure de la vessie, l'étude de ses tuniques muqueuse et séreuse ne nous servirait de rien. Rappelons que la tunique musculeuse comprend trois couches : une externe longitudinale, une moyenne circulaire dont les fibres se continuent autour du col pour constituer le sphincter interne de la vessie, et une interne dite plexiforme. Ces trois couches sont réunies par des faisceaux anastomotiques qui les rendent solidaires les unes des autres au point de vue fonctionnel. L'innervation de la vessie et le trajet des fibres nerveuses motrices de la couche musculaire seront étudiées plus utilement en même temps que la physiologie du muscle vésical.

L'appareil sphinctérien, destiné à empêcher la sortie continuelle des urines, est envisagé différemment suivant les auteurs. Certains décrivent un seul sphincter, sphincter vésical, d'autres un sphincter urétral strié, d'autres le confondent avec la masse des muscles du périnée, font intervenir le transverse profond ou le muscle de Wilson que d'autres nient complètement.

« La portion membraneuse, dit Cruveilhier (II, 118), est embrassée ou plutôt entourée circulairement par des fibres musculaires qui appartiennent non au releveur de l'anus, mais au muscle transverso-urétral. La structure musculeuse de la portion membraneuse de l'urèthre pouvait motiver la dénomination de portion musculeuse qui lui a été donnée par Amussat à une époque où l'on ne connaissait pas la véritable composition de la prostate. Aujourd'hui cette dénomination ne servirait qu'à perpétuer une erreur..... Au moment où l'urèthre s'engage dans le diaphragme uro-génital, ces fibres musculo-striées se continuent sans limites distinctes avec celles du muscle transverse profond du périnée. »

Cruveilhier déclare les muscles du périnée anatomiquement connexes et il ajoute que la physiologie prouve cette fusion, car il est impossible de faire contracter le sphincter sans faire aussi contracter les autres muscles.

Les avis sont surtout partagés au sujet de la forme, des insertions, de l'action enfin du transverse profond ou muscle de Guthrie.

Richet décrit un plan musculaire rayonnant de l'urèthre vers les branches pubiennes.

Tillaux admet un muscle triangulaire à base pubienne et à sommet uréthral.

Sappey lui donne comme points d'attache, d'une part, l'arcade du pubis, de l'autre, l'aponévrose moyenne ; aucune connexion uréthrale.

Paulet admet que l'ischio-uréthral s'insère à la branche pubienne et à la face antéro-latérale de la partie membraneuse de l'urèthre.

Cadiat considère qu'en dehors de la gaine musculaire de l'urèthre, aucun muscle extrinsèque n'existe chez le nouveau-né répondant au muscle de Guthrie et au muscle de Wilson (*Journ. de l'Anatomie*, 1857).

Cross partage cette opinion et l'étend à l'anatomie de l'adulte (*Gazette hebdomadaire des sciences médicales*, Montpellier, 1885).

Pour d'autres le muscle de Guthrie est un sphincter incomplet (Morel et Duval) ou complet (Quénu) surajouté au sphincter externe, mais ne prenant insertion ni sur l'urèthre, ni sur le bassin.

Lesshaft et Gegenbaur admettent l'existence d'un muscle qui répond assez bien à l'orbiculaire de Jarjavay « aux dépens duquel, dit Debierre, on a fait les muscles transverso-uréthral et transverse moyen du périnée ».

Etienne décrit le muscle de la portion membraneuse comme formant un anneau incomplet dans la majorité des cas.

Mercier (Recherches anatomiques et physiologiques sur les maladies des organes génito-urinaires) nie le sphincter vésical.

Palucci, cité par Carayon, dit que ce sont des fibres du releveur de l'anus qui compriment l'urèthre contre le pubis.

Carayon nie le sphincter vésical et n'admet pas qu'un muscle puisse se contracter vingt-quatre heures sur vingt-quatre. Il décrit le sphincter uréthral et dit : « Depuis le sommet de la prostate jusqu'au bulbe, le canal de l'urèthre est entouré d'une couche musculaire assez forte. On voit en haut des fibres qui, venant du rectum, s'entrecroisent derrière l'urèthre, s'entrecroisent de nouveau en avant de ce canal, pour de là se diriger les unes sur la face antérieure de la prostate jusqu'à la vessie, les autres de chaque côté de la symphyse pubienne où elles s'insèrent en laissant toujours entre elles un espace de près d'un centimètre. Toutes ces fibres sont dirigées d'avant en arrière et appartiennent à la vie organique. Celles qui s'étendent de l'urèthre au rectum sont en grande partie constituées par du tissu cellulaire mélangé de fibres élastiques. Plus bas, les fibres viennent du pubis au-dessous de l'arcade, arrivées à l'urèthre, les unes prennent en arrière, les autres en avant de ce canal pour se continuer avec celles du côté opposé. C'est le muscle de Wilson, il est transversal et se compose de fibres striées. Quelquefois le faisceau antérieur n'existe pas, mais l'action de ce muscle est presque tout aussi efficace, grâce au ligament sous-pubien contre lequel le faisceau postérieur aplatit le canal de l'urèthre.

Genouville (*Annales génito-urinaires*, 1892), dit que chez l'homme le sphincter urétral est renforcé par le muscle de Guthrie « Plus loin il n'y a que des fibres circulaires plus ou moins paraboliques qui entourent bien l'urèthre, mais avec lui le corps spongieux, ils n'ont aucune action au point de vue physiologique ».

Il semble bien difficile de se reconnaître au milieu d'avis si opposés, mais nous ne pouvons sans sortir du cadre de notre travail pénétrer plus avant dans ces discussions anatomiques.

Nous considérerons, chez l'homme avec Sappey, Testut, Tillaux, un sphincter interne, vésical, à fibres musculaires lisses, et en forme de tronc de cône à base supérieure. Il est engainé en partie par le sphincter strié de l'urèthre, sphincter externe, en tronc de cône à base inférieure, lui, et dont la disposition est la suivante : Il s'étend de l'aponévrose périnéale moyenne au col de la vessie, répondant aux portions membraneuse et prostatique de l'urèthre. Sur l'urèthre membraneux il forme un anneau complet. Sur le sommet de la prostate il est encore à l'état d'anneau, mais à mesure que l'on remonte vers le col vésical il se dispose en deux demi-anneaux, le postérieur peu développé et qu'on ne trouve guère que dans le quart ou le cinquième inférieur de la prostate, l'antérieur épais, continu, formé de fibres transversales et remontant jusqu'au col vésical. Il mesure sur la portion membraneuse 4 à 5 millimètres d'épaisseur ; la partie antérieure de la portion prostatique offre à son origine les mêmes dimensions mais diminue rapidement d'épaisseur au fur et à mesure qu'elle s'élève, pour se terminer par un bord très mince au niveau du col. Le sphincter strié de l'urèthre reçoit son innervation du plexus sacré par des filets directs qui ne s'anastomosent pas avec ceux du plexus hypogastrique.

Chez la femme, le sphincter vésical existe comme chez l'homme, quant au sphincter urétral il a été décrit différemment suivant les auteurs.

Henle (*Handbuch der Eingeweide lehre des Menschen*) donne de l'urèthre féminin une description très détaill lée que nous traduisons aussi exactement que possible.

Après avoir décrit la tunique musculaire de l'urèthre et admis sa division en deux couches, il ajoute : « Extérieurement à la couche des fibres organiques se trouve une couche de fibres striées, se composant de faisceaux longitudinaux et transversaux ceux-ci constituant le sphincter volontaire ou externe de la vessie. Les fibres transversales se trouvent à la partie interne, elles sont en rapport avec les fibres annulaires de la couche des muscles organiques et se confondent avec les plus superficielles de ces dernières. Ce n'est que jusqu'à la moitié du canal, en partant de la vessie, que les faisceaux transversaux entourent l'urèthre d'un anneau complet. Au-dessous de la partie moyenne de l'urèthre, ils n'occupent qu'une partie et bientôt même que la moitié de la paroi antérieure de l'urèthre, et ils se confondent avec les muscles de la région périnéale passant devant l'urèthre. Des faisceaux longitudinaux de muscles striés se trouvent constamment dans la paroi postérieure de l'urèthre, entre la couche des fibres circulaires et le vagin, des deux côtés de la ligne médiane. Par leur extrémité supérieure ils s'étendent jusqu'à la vessie et se confondent avec la couche des faisceaux longitudinaux de cet organe. En bas ils se perdent un peu au-dessus de la partie moyenne de l'urèthre dans le tissu conjonctif intermédiaire au vagin et à l'urèthre, dans le vagin lui-même et dans les couches de fibres circulaires striées de l'urèthre ».

Etienne (Thèse de Nancy) a étudié le sphincter urétral chez la femme par des coupes successives. Il considère comme inconstant le manchon circulaire décrit par Henle et par d'autres anatomistes ; il conclut que le sphincter peut présenter des formes très variables et qu'on peut ramener aux quatre types suivants : 1° croissant incomplet en arrière ; 2° fer à cheval ouvert en arrière ; 3° bande antérieure plus ou moins concave en arrière ; 4° enfin, absence complète de muscles.

Il ajoute quelques réflexions sur la fréquence et la forme de ces différents types. L'anneau a toujours sa partie extérieure plus épaisse, plus riche en fibres musculaires que les côtés ; en arrière le plus souvent les fibres n'arrivent pas jusqu'au raphé médian postérieur. Le fer à cheval a parfois une épaisseur moindre au milieu que sur les côtés, parfois, il n'y a pas de fibres au milieu. La bande antérieure a toujours une hauteur à peu près égale. Sur une coupe longitudinale on voit en avant un ovoïde à grosse extrémité supérieure, et dont l'extrémité inférieure se termine en s'effilant au niveau du cinquième inférieur du canal.

La différence de forme tient à une différence de hauteur des coupes.

Le muscle a la forme d'un croissant à son extrémité supérieure, d'une parabole à son extrémité inférieure. C'est une gaine incomplète qui s'accommode en bas de façon à embrasser le vagin. Il s'insère en arrière de chaque côté de la ligne médiane, et sur les côtés du vagin et de l'urèthre. Il occupe en hauteur les quatre cinquièmes du canal ; son épaisseur moyenne est de deux millimètres environ, son épaisseur relative étant plus grande en haut qu'en bas. Quant à son action, il se fermera comme une bourse à sa partie supérieure, moins bien à sa partie inférieure, l'urèthre pouvant à ce niveau se laisser déprimer du côté du vagin.

Il existe un quatrième type, celui où il n'y a pas de muscle : il y a autour du canal un tissu caverneux abondant, à la périphérie un tissu dense, résistant formé de faisceaux conjonctifs entremêlés de fibres musculaires lisses.

Pasteau (*Annales génito-urinaires* 1897) admet que le sphincter strié comprend deux zones, une supérieure complète, une inférieure, incomplète. Il peut faire complètement défaut ; quand il existe on sent toujours son rebord inférieur chez la femme vivante.

Testut admet l'existence d'un sphincter strié, occupant toute la hauteur de l'urèthre, de forme annulaire à la partie supérieure, semi-annulaire à la partie inférieure à cause de la présence du vagin ; disposition inverse du sphincter chez l'homme, annulaire à sa partie inférieure.

En résumé, le sphincter strié est généralement admis, mais sa forme, sa puissance sont des plus variables et il peut même faire complètement défaut.

L'appareil musculaire nous étant connu, voyons maintenant comment on comprend son fonctionnement.

D'après Maier et Wolff il existerait des ganglions nerveux dans la vessie, mais le mode de terminaison et la distribution du plexus nerveux intra-pariétial n'est pas encore nettement élucidé.

D'après Testut les nerfs de la vessie émanent tous du plexus hypogastrique et des branches antérieures des troisième et quatrième nerfs sacrés.

L'innervation de l'appareil sphinctérien comprend, d'après Landois, des filets moteurs et des filets sensitifs. Les premiers parviennent au sphincter par le nerf honteux et prennent leur origine des racines antérieures des troisième et quatrième paires sacrées. Les filets sensibles proviennent des racines postérieures de ces mêmes nerfs et du cinquième sacré.

Le centre réflexe des contractions musculaires siégerait à la hauteur de la cinquième lombaire chez le chien, de la septième chez le lapin. De là les fibres conductrices auraient leur point de départ sous les hémisphères cérébraux et suivraient le pied des pédoncules et les cordons antérieurs (suivant Mosso et Pellaconi les cordons postérieurs et la partie postérieure des cordons latéraux). Les fibres d'arrêt des réflexes sphinctériens partent peut-être des couches optiques et suivent le même trajet. Les nerfs sensitifs de l'urèthre et de la vessie qui provoquent la sensation de réplétion et l'entrée de l'urine dans l'urèthre, cheminent en partie par la moelle épinière, en partie par le sympathique. La section de la moelle au-dessus de l'émergence des nerfs amène la rétention (les contractions réflexes du sphincter étant excitées par cette section) et ensuite l'incontinence par regorgement.

Von Zeissl (*Annales génito-urinaires*, 1892) décrit les nerfs de la vessie comme provenant, chez le chien, de deux sources différentes; le ganglion mésentérique inférieur par deux fins cordons situés en avant des vertèbres lombaires, de chaque côté du rectum et remontant derrière le péritoine envoie des filets nerveux à l'angle supéro-externe du plexus hypogastrique; ce sont les nerfs hypogastriques de Krause; d'un autre côté, du plexus sacré, plus exactement des premier, deuxième et troisième nerfs sacrés, part un gros cordon nerveux, nerf érecteur sacré d'Eckhard, quelquefois double et qui aboutit à l'angle inféro-externe du plexus hypogastrique.

Budge place le centre génito-spinal, commun au centre vésical au niveau de la quatrième vertèbre lombaire, contrairement à Kupressow qui le place entre la cinquième et sixième et à Gianuzzi qui admet deux centres superposés, l'un en arrière de la troisième, l'autre en arrière de la quatrième lombaire. Nawrocki et Skabitschewski ont trouvé un centre vésical à la hauteur des 4e et 5e racines lombaires et un autre correspondant aux deuxièmes et troisièmes paires sacrées.

Goltz a montré qu'il parait y avoir dans la même région un second centre d'inhibition ou d'arrêt, en connexion avec le premier. En appliquant une éponge froide au périnée d'un homme atteint de rétention par lésion de la moelle, il a provoqué une expulsion immédiate de l'urine, soit en excitant le centre moteur à faire contracter la vessie, soit en paralysant le centre d'arrêt qui contrariait les fonctions du premier (Viault et Jolyet. *Physiologie*).

D. Courtade et J.-F. Guyon décrivent de la façon suivante chez le chien le trajet des nerfs vésicaux dans leur portion extra-rachidienne.

« 1° Voies supérieures. — Elles sont constituées par des rameaux communiquants, partant des 3e, 4e, 5e nerfs lombaires, et aboutissant aux deux ganglions de la chaîne sympathique, respectivement situés, le supérieur entre la 4e et la 5e vertèbre lombaire, l'inférieur entre la 5e et la 6e. Au-dessus et au-dessous de ces deux ganglions l'excitation du grand sympathique reste sans action sur la vessie, lorsqu'on a soin de se mettre à l'abri des effets réflexes. De ces deux ganglions et de la chaîne qui les réunit partent trois filets nerveux qui vont soit séparément, soit confondus les uns avec les autres, aboutir au ganglion mésentérique inférieur. Le filet inférieur suit habituellement le trajet de l'artère mésentérique inférieure. Le ganglion mésentérique inférieur reçoit encore un ou deux filets établissant des anastomoses avec le plexus mésentérique supérieur, le plexus rénal et le plexus solaire, d'où communication possible avec le pneumo-gastrique. De ce ganglion partent des filets qui vont se distribuer, en suivant les divisions de l'artère mésentérique inférieure à la partie supérieure du gros intestin, et deux cordons descendant forment les nerfs hypogastriques.

« 2° Voies inférieures. — Le cordon nerveux qui les constitue de chaque côté, nerf érecteur sacré d'Eckhard, naît par deux racines émanant directement des 2° et 3° paires sacrées. Dans quelques cas, au lieu de se réunir en tronc commun, ces deux racines se prolongent isolément jusqu'au plexus hypogastrique. Les deux paires sacrées dont elles émanent sont unies au grand sympathique de la région correspondante par des filets anastomotiques. Ces anastomoses existent d'ailleurs pour chacune des paires nerveuses qui constituent le plexus sacré; mais très apparentes au niveau des premières, elles deviennent très grêles au niveau des suivantes et sont cachées par le surtout fibreux qui recouvre les vertèbres sacrées. Aussi certains auteurs ont-ils pu nier leur existence. Outre les nerfs hypogastriques et sacrés, la vessie reçoit encore des filets par le plexus hémorrhoïdal inférieur et par le plexus prostatique avec lesquels le plexus hypogastrique se continue.

Voilà donc bien déterminée la distribution anatomique des nerfs vésicaux.

La discussion reprend quand il s'agit de déterminer leurs fonctions.

Budge sépare nettement les fonctions sensitives et les fonctions motrices réservant les premières aux seuls nerfs hypogastriques et les secondes aux nerfs sacrés,

Gianuzzi et avec lui Mosso et Pellacani, Nawrocki et Skabitschewsky, Sokowin n'admettent point une distinction aussi nette ; les deux ordres de nerfs peuvent, selon eux, provoquer la contraction vésicale et la différence ne porte que sur l'intensité et la rapidité de cette contraction, la prédominance appartenant aux nerfs rachidiens, aucune modification ne se produisant quant au siège et à la forme de la contraction.

Von Zeissl, dans une étude sur l'action motrice des nerfs de la vessie (*Annales génito-urinaires*, 1892), arrive aux conclusions suivantes :

« 1° Le nerf érecteur est le nerf moteur de la tunique musculeuse et ouvre le sphincter de la vessie.

2° L'ouverture du sphincter de la vessie a lieu indépendamment de la tunique musculeuse.

3° Les nerfs hypogastriques ferment l'orifice vésical. L'action motrice de ce nerf sur la vessie est peu prononcée.

4° Les nerfs hypogastriques arrêtent les mouvements spontanés de la vessie qu'on peut voir parfois.

5° Les nerfs hypogastriques et les nerfs érecteurs semblent obéir à la loi de l'innervation inverse formulée par von Basch. Les troncs nerveux qui président à l'innervation motrice d'un système de faisceaux musculaires innervent également les fibres musculaires antagonistes contenues dans ce système.

6° Le nerf érecteur contient donc des fibres motrices pour les faisceaux musculaires longitudinaux et des fibres d'arrêt pour le sphincter ou les fibres circulaires.

7° Les nerfs hypogastriques contiennent des fibres motrices pour le sphincter et des fibres d'arrêt pour la tunique musculeuse de la vessie. »

Dans un travail entrepris au laboratoire de F. Franck.

D. Courtade et J. F. Guyon, sans connaître les expériences de Von Zeissl, sont arrivés à des conclusions un peu différentes.

Leurs expériences, au nombre de quarante-deux, ont été faites sur des chiens de grosseur et d'âge moyens (condition importante à cause du développement variable de la prostate).

Nous ne pouvons donner en détail le résultat de ces études très précises et très intéressantes, nous en exposerons seulement la conclusion.

L'excitation des nerfs hypogastriques donne une contraction totale du muscle vésical, corps et col, avec prédominance bien nette pour ce dernier. Après section l'excitation du bout central détermine la contraction du corps de la vessie, tandis que l'excitation du bout périphérique amène la contraction des fibres du col. Ce qui, en partie, revient à l'opinion exprimée par Budge en ce qui concerne les fibres longitudinales tout au moins. Les expériences ont été répétées sur toute la région du sympathique dont émane l'hypogastrique, filets descendants du sympathique lombaire, ganglions et segment intermédiaire de la chaîne, rameaux communiquants venus des racines lombaires.

L'excitation des nerfs sacrés dans leur continuité détermine une contraction vésicale très accentuée au niveau du corps. Après section, l'excitation agit fortement sur les fibres longitudinales mais aucunement sur les fibres circulaires.

Le nerf sacré agit donc d'une façon exclusive sur les muscles longitudinaux de la vessie et il intervient presque seul dans la projection de l'urine. Il a une action diamétralement inverse de celle de l'hypogastrique qui, loin d'être son auxiliaire, est au contraire son antagoniste.

Courtade et Guyon, contrairement à l'opinion de Gianuzzi, admettent, en outre,et l'ont constaté, que la différence d'origine des nerfs, médullaire ou sympathique, amène une différence dans la forme de la contraction musculaire. La contraction du corps de la vessie, innervé par le nerf sacré (origine médullaire) suit immédiatement l'excitation,est absolument brusque et atteint rapidement son maximum. La contraction du col due à l'excitation du nerf hypogastrique (origine sympathique) est plus lente à se produire et ne commence que quelques secondes après l'excitation du nerf.

Ces conclusions différant de celles de Von Zeissl. MM. D. Courtade et J.-F. Guyon reprirent leurs expériences en suivant la technique recommandée par Von Zeissl, et basée sur les variations manométriques dues à la contraction du col vésical. Ils n'arrivèrent pas plus que précédemment à mettre en évidence l'action inhibitrice des nerfs vésicaux. L'excitation du nerf sacré n'a pu produire une seule fois la dilatation active du col, pas plus que les excitations réflexes faites sur le bout central des nerfs vésicaux (érecteurs sacré et hypogastrique) ou sur des nerfs de sensibilité générale. L'excitation du pneumogastrique dans la région cervicale a donné à ces deux auteurs une dilatation du col. Ils ne l'ont pas retrouvée en excitant le pneumogastrique dans l'intérieur du thorax ou immédiatement au-dessus du ganglion semi-lunaire, tandis qu'ils l'ont obtenue par la compression de l'aorte thoracique. Ils en concluent, jusqu'à plus ample informé, « que la dilatation du col observée après excitation du pneumogastrique cervical (bout périphérique) est dû au moins pour une part aux troubles circulatoires déterminés par l'arrêt ou le ralentissement du cœur ».

François Franck (Art. grand sympathique du Dictiontionnaire Dechambre) admet que le sphincter vésical subit deux influences nerveuses antagonistes, l'une exagérant la contraction tonique, l'autre la diminuant par des excitations réflexes (nerfs sensitifs, écorce du cerveau); il a constaté, en effet, tantôt un relâchement, tantôt une contraction des régions sphinctériennes de la vessie.

Aux contractions du muscle vésical viennent s'opposer pour empêcher la sortie de l'urine, les contractions du sphincter lisse de la vessie et du sphincter strié de l'urèthre. Courtade et J.-F. Guyon (Société de Biologie 27 juillet 1895) ont cherché à apprécier le rôle respectif de ces deux muscles dans le mécanisme de l'occlusion vésicale. Ayant introduit une sonde dans la vessie, ils la retirent jusqu'à ce que l'écoulement d'urine vienne à cesser. Ils mettent alors son extrémité externe en rapport avec un manomètre à eau, ce qui leur permet d'évaluer les pressions auxquelles peut résister le col vésical. Elles ont atteint douze à quinze centimètres d'eau en moyenne, et n'ont pas dépassé vingt centimètres au maximum. Ces chiffres sont inférieurs à ceux obtenus par d'autres auteurs, en particulier Heidenhain et Colberg, mais parce que ceux-ci n'avaient pas pris soin de dissocier l'action concomitante du sphincter strié. Or, la résistance de ce dernier équivaut à une pression de 70 centimètres à un mètre. Courtade et J.-F. Guyon concluent de leurs expériences que « la seule résistance efficace aux contractions vésicales qui correspondent au besoin d'uriner s'exerce au niveau de la région membraneuse de l'urèthre ».

Voyons maintenant comment s'accomplit l'acte de la miction.

L'urine sécrétée par les reins est conduite dans la vessie par les uretères dont les contractions rythmiques,qui se répètent à des intervalles très rapprochés, de quelques secondes seulement, la font sourdre par petites quantités dans la cavité vésicale. L'urine s'accumule ainsi peu à peu sans que nous en ayons conscience. A un moment donné, et quand elle a atteint un volume qui varie avec l'âge, le sexe, les prédispositions particulières de, l'individu nous ressentons une sensation speciale dite besoin d'uriner. Le petit enfant, l'animal, urinent alors par simple action réflexe. L'homme civilisé, esclave des conventions sociales résistera plus ou moins longtemps au besoin d'uriner et n'y cèdera dans les conditions normales qu'à un moment déterminé par sa volonté Celle-ci agira alors pour expulser de la vessie la quantité d'urine qui s'y trouve contenue.

L'accumulation lente et progressive de l'urine dans la vessie détermine à l'intérieur de cet organe une pression qui va en augmentant au fur et à mesure de l'arrivée de l'urine. Mais tant que le besoin n'est pas perçu, la pression reste peu élevée, ou plus exactement le besoin n'est perçu que lorsque la tension s'élève.

Delbet explique cette absence de sensation par ce fait que, à l'état de vacuité, les parois vésicales sont appliquées très lâchement les unes aux autres par l'effet de la seule pression abdominale (*Annales genito-urinaires* 1892). M. Guyon, en 1887, avait déjà montré (*Annales génito-urinaires*) que « le sujet en expérience ne témoigne du besoin d'uriner que lorsque l'expérimentateur a déjà constaté l'établissement et l'augmentation progressive de la pression. » Genouville, dans sa thèse sur la contractilité du muscle vésical à laquelle nous ferons de nombreux emprunts dans le cours de ce travail, arrive aux mêmes conclusions. Il n'a jamais vu la pression intra-vésicale dépasser 8 centimètres d'eau chez les sujets normaux sans déterminer une envie d'uriner appréciable. D'après ses expériences, l'envie d'uriner, la miction, se produisent toujours chez une vessie normale pour une pression déterminée qu'il appelle la pression-type. Elle est égale à environ 15 centimètres cubes d'eau. La quantité de liquide susceptible de produire cette pression est éminemment variable et vérifie bien l'assertion de M. Guyon que la vessie n'a pas de capacité anatomique, mais une capacité physiologique. D'ailleurs bien des causes peuvent augmenter la pression intra-vésicale. Duchastelet, dans sa thèse, les énumèrent en détail et rapporte les travaux de Mosso et Pellacani, expérimentant avec le sphygmographe. Chaque arrêt de la respiration produit une contraction de la vessie. L'arrêt du cœur produit une contraction de la vessie. Le travail de la digestion augmente la pression intra-vésicale. Il en est de même de l'augmentation de la pression sanguine. Les influences extérieures, les sensations douloureuses, les excitations psychiques déterminent des contractions vésicales. Les expériences de Mosso et Pellacani, qui ont pratiqué leurs recherches sur la femme, sont particulièrement probantes à cet égard. Par contre, de profondes inspirations diminuent le tonus vésical. M. Guyon a bien démontré que la congestion de la vessie augmentait sa sensibilité à la distension et par suite sa pression. Dans l'état normal, d'après les recherches de Genouville, la vessie se contracte et le besoin d'uriner se manifeste généralement quand la quantité d'urine atteint 250 grammes et la pression 15.

L'urine ainsi soumise à la pression vésicale ne peut refluer par les urétères dont l'embouchure oblique sous l'épaisseur des parois vésicales fait une valvule automatique; Reliquet pense que celte occlusion se produit surtout parce que les commissures internes des valvules uretérales sont constamment attirées par le muscle interuretéral, et d'autant plus que la vessie est plus pleine. Du côté de l'urèthre il y a des conditions mécaniques de forme, de situation, de direction, d'accolement, de plus la présence de la prostate chez l'homme et des sphincters lisse, strié prostatique, strié membraneux et les muscles de Guthrie et de Wilson, qui s'opposent à la sortie de l'urine.

Certains auteurs ont fait intervenir d'autres facteurs agissant pour empêcher la sortie de l'urine. Nous citerons l'hypothèse de Mercier attribuant l'occlusion du col à la présence d'une valvule inférieure, réunie au verumontanum par des brides musculaires qui abaisseraient cette valvule au moment de la miction ; l'opinion de Caudmont et Delefosse qui font intervenir la lèvre supérieure du col ; celle de Küss enfin qui explique la fermeture de l'orifice vésical par l'accolement des lobes latéraux de la prostate et par la compression due au muscle de Santorini et aux bords internes du releveur de l'anus, que Morgagni appelait les faux sphincters de la vessie. Reliquet pense que toutes ces dispositions sont des cas pathologiques et que la fermeture du col est obtenue par la tonicité musculaire de l'orbiculaire de l'urèthre.

D'après Hache (Dict. Dechambre, article Vessie) les muscles striés agiraient par contraction, les muscles lisses par tonicité. A ce sujet, Gianuzzi et Nawrocki (*Compte rendu Acad. sciences*, 1863, p. 101) ont fait les expériences suivantes : chez un chien mâle après avoir introduit une sonde dans l'uretère, ils trouvent qu'il faut 63 centimètres de pression pour forcer le sphincter et 54 seulement quand les nerfs ont été coupés. Chez une femelle les chiffres correspondants sont de 52 centimètres et 22, différence qui, d'après les auteurs tient à la longueur plus grande de l'urèthre mâle et à la résistance qu'il cause. Après la mort la même pression est nécessaire que pour l'écoulement après section. Gianuzzi en conclut que pendant la vie le sphincter est dans un état de tonicité ou de contraction involontaire continuelle. R. Heidenhain et Colberg, avec leurs recherches manométriques, sont arrivés aux mêmes conclusions. Kupressow également. D'après Rosenthal et von Vittich, au contraire, la tonicité due à une influence nerveuse n'existe pas, l'occlusion est produite seulement par l'élasticité. Beaunis (*Physiologie*, tome II) fait intervenir l'élasticité de la prostate et la contraction du sphincter prostatique déniant toute action au sphincter membraneux. Béclard (*Physiologie*) dit que, le sphincter placé à l'orifice de sortie de la vessie se trouve dans un état de tension permanente qu'on désigne sous le nom de tonicité. Cet état de tension est sous l'influence des nerfs. »

L'étude du besoin d'uriner et de la manière dont se produit cette sensation va nous faire connaître encore d'autres explications. Trois grandes théories ont été mises en avant pour rendre compte du besoin d'uriner et de ses causes. La plus ancienne est celle de Küss qui faisait intervenir la sensibilité de la muqueuse prostatique. D'après lui, la vessie, arrivée à un certain degré de réplétion, se contracte et une petite quantité d'urine passe alors dans l'urèthre prostatique, amenant une sensation cuisante spéciale et une contraction réflexe du sphincter de l'urèthre. et au besoin une contraction volontaire. L'urine reflue alors vers la vessie et le besoin disparaît pour se reproduire au bout d'un laps de temps plus ou moins long. Si nous voulons uriner, nous relâchons le sphincter qui donne libre passage à l'urine. Cette théorie a été acceptée par Beaunis, par Carayon dans sa thèse inaugurale. Dans leur traité de physiologie, Viault et Jolyet l'ont également adoptée. On a fait à cette théorie cette objection, extrêmement importante, que la femme ne possédait pas d'urèthre prostatique et que cependant elle percevait bien le besoin d'uriner.

Mathias Duval, les auteurs allemands Ultzmann, Landois ont proposé une autre explication. Ils distinguent entre la sensation de plénitude de la vessie et le besoin d'uriner. La distension des parois vésicales par une certaine quantité d'urine amènerait l'excitation des nerfs périphériques de la vessie et la sensation de réplétion (Landois, *Physiologie*). Une petite quantité d'urine passe alors dans le col de la vessie, le sphincter de l'urèthre se contracte alors pour empêcher la sortie de l'urine, le besoin d'uriner a été perçu. Landois pense que ces contractions de la vessie se produisent lorsqu'elle est suffisamment distendue et il évalue la quantité d'urine à 1500 ou 1800 grammes, ce qui est manifestement exagéré et peu en rapport avec ce que nous savons de la capacité physiologique de la vessie. Les contractions réflexes du sphincter suffiraient pour empêcher l'écoulement tant que la pression n'est pas très élevée. Si elle augmente fortement, la barrière sphinctérienne est renversée et la vessie se vide comme c'est le cas chez les jeunes enfants.

Reliquet donne une théorie complexe du besoin d'uriner. Il dit que « la contraction de l'abdomen en donnant un point d'appui à la vessie... a provoqué l'état de tension par contraction des parois vésicales sur la masse du liquide contenu », et immédiatement nous percevons la sensation du besoin d'uriner « au lieu d'élection, en arrière du pubis, dans l'urèthre et au méat ». Les conditions du besoin d'uriner sont, d'après lui : « 1° l'état de tension par contraction des parois vésicales; 2° la sensibilité spéciale du col de la vessie ». — « Le besoin d'uriner est donc un phénomène complexe dû : 1° à l'action de la contraction de la paroi vésicale sur le col de la vessie ; 2° à une irritation du col vésical qui provoque la contraction réflexe de la paroi vésicale ; 3° à la tension par contraction des parois de la vessie, même sans action complète sur le col, comme dans les rétentions d'urine par barrière prostatique. »

M. le professeur Guyon a proposé une troisième théorie qui rend compte directement des phénomènes observés. M. Guyon a distingué dans la sensibilité vésicale une sensibilité au contact et une sensibilité à la distension; la première est nulle à l'état normal pour les liquides non irritants, et obtuse pour les corps solides ; la seconde est la façon de réagir de la vessie, son mode de réponse par excellence à la distension de sa cavité. « Elle répond invariablement par la manifestation, plus ou moins vive, du besoin d'uriner à la mise en tension de ses parois. La contraction suit immédiatement la mise en tension, et le besoin d'uriner succède à la contraction. Il résulte donc d'un certain degré de contraction... Les relations si étroites de ces deux phénomènes, contraction et production de la sensation, conduisent à penser que c'est surtout peut-être à la fibre musculaire en action qu'est due la mise en jeu de la sensibilité. » (Guyon, *Annales génito-urinaires*, 1887).

On a objecté à cette théorie de notre maître que la vessie était un muscle lisse et qu'on ne pouvait pas percevoir ses contractions pas plus qu'on ne pouvait percevoir les contractions du cœur ou des intestins. Mais les conditions ne sont plus les mêmes, le cœur et l'intestin se contractent sur un contenu mobile et dépressible, tandis que la vessie se contracte sur une masse incompressible. D'ailleurs les exemples ne manquent pas, l'utérus gravide, en particulier, nous offre bien l'exemple de contractions se produisant sur un contenu incompressible et d'ailleurs parfaitement perçues. Dans les cas d'obstruction intestinale, les contractions des muscles lisses de l'intestin sont également perçues sous forme de douleur. La contraction vésicale, lorsqu'elle est intense et prolongée détermine aussi une douleur, ce que M. Guyon a si bien nommé «colique vésicale ». La valeur des théories qui font intervenir la sensibilité de l'urèthre prostatique a d'ailleurs été complètement ruinée par la constatation qu'a faite à maintes reprises M. Guyon, de l'insensibilité de cette région au passage des liquides. La sensibilité au contact d'une sonde est une objection de détail, car une sonde est toujours un corps solide, et c'est se mettre en dehors des conditions expérimentales.

Nous avons vu se produire le besoin d'uriner, nous

savons comment nous y pouvons résister par les contractions volontaires de l'appareil sphinctérien, contractions volontaires qui ne sont pas de nature réflexe, mais de nature automatique, par suite de l'éducation, de l'habitude prise. Comment maintenant se produit la miction.

Théoriquement il faut considérer la vessie qui pousse et l'urèthre qui résiste, la barrière sphinctérienne disparaissant, l'écoulement de l'urine se produit. Dans la réalité, les faits ne sont pas aussi simples. Nous pouvons par la volonté ne pas contracter notre sphincter, mais il faut, au contraire, ainsi que l'a bien montré Janet, détourner notre volonté, notre attention de la contraction sphinctérienne pour obtenir le relâchement complet absolu, des anneaux musculaires péri-uréthraux. On peut considérer trois temps à la miction : un temps de départ, un temps de plein jet et enfin le troisième temps, le coup de piston, et c'est le premier temps dont le mécanisme a soulevé les discussions les plus compliquées. Le début de la miction est précédé de l'occlusion de la glotte, il se passe quelques instants d'attente variable avec le sujet, et la sortie de l'urine s'effectue. « Quand nous voulons uriner il s'écoule un certain temps entre le moment où nous voulons uriner et celui où l'urine apparaît. » (Beclard, *Physiologie*).

La contraction abdominale (occlusion de la glotte) et la contraction vésicale ont-elles une part égale dans cette action, le sphincter est-il forcé ou bien se relâche-t-il ? M. le professeur Guyon admet le relâchement du sphincter qui est « comme complice » de la poussée vésicale. Mosso et Pellacani pensent, au contraire, que la contraction du sphincter accompagne celle de la vessie. Cette dernière hypothèse se trouve contredite par une remarque qu'ont pu faire tous ceux qui ont pratiqué les grands lavages de vessie sans sonde. Quand le liquide ne pénètre pas dans la vessie et qu'on recommande au patient de faire comme s'il voulait uriner, on voit le liquide s'abaisser dans le canal. On peut faire la même constatation et sentir à la main disparaître la barrière sphinctérienne quand on fait les lavages de vessie à la seringue, suivant la méthode qu'a préconisée Guiard. D'ailleurs une remarque fort juste de Genouville (These, 1894, p. 52), vient encore contredire l'opinion des physiologistes italiens. Ses expériences lui ont permis de déterminer que la pression d'une vessie qui se vide atteint environ + 25. C'est un fait de constatation courante que pour franchir le sphincter il faut une élévation de 80 centimètres environ. Le sphincter vésical ne saurait être forcé par une pression plus faible que sa contractilité, il est donc évident qu'il se relâche.

En ce qui concerne la contraction abdominale, Mosso et Pellacani ont démontré par l'application d'un sphygmographe autour du corps que la pression abdominale n'était pas nécessaire pour uriner. On peut le constater facilement, dit Genouville, sur soi-même en respirant pendant qu'on se prépare à uriner. Il ne s'en suit qu'un retard de la miction. Guersant soutenait une opinion contraire. « La déjection ne peut s'opérer chez les adultes qu'avec le concours du diaphragme et des muscles du bas-ventre... cependant l'action seule des muscles volontaires ne suffirait pas pour cette fonction » (Dict. en 60 vol., art. Incontinence). Landois, Plempius, Haller, cités par Born font intervenir également la pression abdominale. Nous admettons avec Genouville qu'elle n'est nullement indispensable et qu'elle est à elle seule absolument insuffisante à triompher des résistances du sphincter, comme le prouve l'observation des ataxiques et des névropathes : leur vessie est paralysée ou parésiée et les contractions abdominales n'amènent pas une goutte d'urine au bout du méat. La contraction vésicale est donc efficace et peut être seule efficace, la première ne servant que d'adjuvant et sous l'influence de l'habitude.

Mais comment produisons-nous cette contraction vésicale, contraction d'un muscle lisse ? Landois pense que cette contraction ne peut jamais être provoquée directement par la volonté, elle ne peut avoir lieu que par voie réflexe. « Quand la vessie n'est pas distendue, nous faisons passer de l'urine dans l'urèthre avec la pression abdominale et en relâchant le sphincter, alors les contractions réflexes se produisent. Il suffit même pour cela que notre attention soit attirée sur la sensation qui se manifeste dans l'appareil urinaire. » Budge considère le muscle vésical comme susceptible d'obéir à la volonté. Valentin et Gianuzzi également. Béclard considère que les fibres vésicales sont des fibres lisses, mais que « les contractions de la vessie ne sont cependant pas soustraites à la volonté ; elles reçoivent leurs nerfs d'un plexus mixte ». Born regarde la contraction vésicale comme volontaire, Mosso et Pellacani tirent la même conclusion de leurs expériences. Nous croyons avec Janet, Genouville, Hermann et Goltz, Landois, que les contractions vésicales ne sont aucunement sous la dépendance directe de la volonté, et que la contraction, bien que se produisant à un moment voulu reconnaît toujours pour cause un réflexe central ou périphérique par son point de départ.

Le début de la miction s'étant effectué, le muscle

vésical continue seul la projection de l'urine. La paroi postérieure se rapproche peu à peu de la paroi antérieure, en même temps que le bas-fond s'élève un peu. Durant ce temps de la miction, la musculature de l'abdomen n'intervient pas, tout se passe entre la vessie et l'urèthre, ce dernier jouant le rôle de conduit élastique, comme l'a bien montré M. Guyon et non de tube inerte, comme le veut Carayon. Vers la fin de la miction la presse abdominale agit encore pour appliquer l'une contre l'autre les deux parois de la vessie en même temps que les muscles du périnée se contractent. Alors se produit le troisième temps de la miction, le coup de piston. D'après Janet, il existe chez l'homme sain deux sortes de coup de piston, l'un vésical ou abdominal et qui peut se produire à tout moment de la miction, l'autre qu'on n'observe qu'à la fin de la miction, qui est brusque, spasmodique, produit par la contraction du muscles striés péri-uréthraux et destiné à vider complètement l'urèthre postérieur.

Il est intéressant de savoir le nombre des mictions normal chez un homme sain. Il peut être de trois à six dans les vingt-quatre heures, la quantité d'urine rendue à chaque fois étant environ de 300 à 400 grammes. La femme, plus esclave des bienséances, urine moins souvent que l'homme, trois fois en moyenne, sa capacité physiologique vésicale est donc un peu supérieure.

Guinon étudie dans sa thèse les mictions chez le nouveau-né, le nourrisson et le jeune enfant. Pour le nouveau-né 1/8 des enfants urinent immédiatement après la naissance, d'après Martin et Buge, les 2/3 pendant le premier jour. La première miction peut être reculée jusqu'au deuxième ou au commencement du troisième jour. Du deuxième au cinquième jour il y a environ 6 à 10 mictions, et une quinzaine du trente-huitième ou soixantième, en moyenne par jour. Le nourrisson urine beaucoup plus souvent que l'enfant plus âgé, on ne peut fixer de moyenne exacte. Camerer a noté treize à seize fois.

Pendant la seconde enfance les mictions, de moins en moins fréquentes, le sont cependant beaucoup plus que chez l'adulte. A partir de 10 ans elles semblent garder la même fréquence (entre 5 et 7).

La nuit le nombre des mictions est très diminué.

Ordinairement, à l'âge de 2 ans et même avant, l'enfant commence à annoncer le besoin d'uriner pendant le jour. La nuit il continue à évacuer pendant le sommeil, puis les mictions deviennent plus rares et le sommeil peut se prolonger huit heures sans émission. L'enfant a pris ses habitudes vers 2 ans, 2 ans 1/2 (Guinon).

Pour nous résumer nous dirons que la tunique musculaire de la vessie, composée de trois couches, est innervée par le sympathique et les nerfs rachidiens.

Que ces derniers, comme l'ont démontré D. Courtade et J. F. Guyon ont sous leur dépendance les fibres musculaires longitudinales du corps de la vessie, tandis que les nerfs hypogastriques innervent plus spécialement les fibres circulaires du col vésical.

Que l'appareil destiné à retenir les urines se compose, chez l'homme, de la prostate et des muscles, sphincter de la vessie, sphincter strié prostatique et membraneux, et muscles de Guthrie et de Wilson, chez la femme des sphincters vésical et de l'urèthre.

Que le besoin d'uriner est fonction de la tension vésicale et a pour point de départ la sensibilité propre des fibres musculaires de la vessie.

Que la résistance au besoin d'uriner est produite par la contraction automatique et volontaire des sphincters.

Que la miction, si elle est un acte volontaire, n'en a pas moins un point de départ réflexe en ce qui concerne la contraction vésicale.

Laissant maintenant ces questions si discutées d'anatomie et de physiologie, sur lesquelles il était nécessaire de jeter un coup d'œil, nous étudierons les symptômes de l'incontinence d'urine.

SYMPTOMES

Tout d'abord que faut-il entendre par « incontinence d'urine ? » Gagey, dans sa thèse (1860), en donne la définition suivante. « L'incontinence nocturne d'urine est une affection caractérisée par ce seul symptôme que les urines s'écoulent pendant que les malades sont plongés dans le sommeil, tandis que le jour la volonté préside à la miction. »

Cette définition est incomplète et, de plus, inexacte, car l'incontinence n'est pas toujours seulement nocturne, et l'incontinence diurne est également involontaire. Nous n'acceptons pas plus la définition de Béthune (Thèse, Paris 1870) : « Ecoulement involontaire et ordinairement non douloureux de l'urine par l'urèthre », car l'écoulement est non seulement involontaire, mais encore inconscient.

Comme le fait excellemment remarquer M. le professeur Guyon (*Leçons cliniques sur les maladies des voies urinaires* t. I, 264) si l'on s'en tenait au sens étymologique précis de *in* négatif et *continere*, contenir, on se ferait une idée absolument fausse de l'affection qui fait le sujet de cette étude. Il est exceptionnel, en effet, et cela ne se rencontre que dans quelques cas rares que la vessie d'un incontinent ne renferme pas d'urine. « Bien plus souvent elle n'est, selon la remarque de Desault qu'un symptôme de la rétention et qu'une miction par regorgement ». Ce qui est vrai de l'incontinence d'urine, en général, l'est aussi dans certains cas de l'incontinence d'urine essentielle.

Nous définirons l'incontinence essentielle d'urine l'écoulement involontaire et inconscient des urines, chez un sujet ne présentant pas de lésions matérielles de l'appareil urinaire.

Cette définition élimine les incontinences telles que celles des prostatiques, des rétrécis, etc., dues à une lésion manifeste des organes de la miction et la fausse incontinence que présentent souvent les sujets pollakiuriques qui sentent parfaitement le besoin et urinent malgré eux, parce qu'ils n'ont pas le temps de satisfaire à ce besoin immédiat.

L'incontinence d'urine essentielle frappe d'une manière à peu près égale les garçons et les filles, et si l'on prend la moyenne des statistiques contradictoires publiées à ce sujet on voit que la balance s'équilibre à peu de chose près ; elle est surtout l'apanage de l'enfance ; bien qu'on puisse la rencontrer encore dans l'adolescence et dans l'âge adulte.

Elle date quelquefois de naissance, mais souvent les malades qui en sont atteints ont été pris de la façon suivante. Après avoir uriné au lit pendant quelques mois comme tous les enfants, ils ont traversé une période pendant laquelle ils ne se mouillaient plus « ils étaient devenus propres », puis, plus ou moins tôt dans la seconde enfance, spontanément ou à la suite d'un accident quelconque, l'enfant s'est de nouveau mouillé. L'incontinence est alors constituée.

Elle se produit toujours la nuit, mais il est des cas où l'enfant se mouille également pendant le jour. Etudions ces différences. Chez les uns l'incontinence est seulement nocturne. Le jour ils peuvent retenir leurs urines à volonté et urinent comme les autres enfants, ni moins ni plus mal, ni plus souvent ni moins souvent. Dans une seconde catégorie les enfants sont en proie pendant la journée à des besoins fréquents et impérieux, on les voit courir vers les cabinets, quittant brusquement leurs jeux, leurs occupations, et parfois l'envie d'uriner est si pressante que leur urine s'échappe malgré eux lorsqu'ils n'ont pu satisfaire immédiatement leur besoin. Mais, et c'est une considération de haute importante, le besoin d'uriner a été perçu et c'est consciemment mais contre leur volonté que les enfants ont laissé échapper leurs urines. Il est une autre variété d'incontinents à la fois diurnes et nocturnes et chez lesquels, au contraire, l'émission des urines est presque aussi inconsciente le jour que la nuit. Elle peut alors se produire de deux façons différentes, soit par jets, comme une véritable miction, mais une miction insconsciente, soit d'une façon continue, l'écoulement de l'urine se faisant goutte à goutte comme dans l'incontinence par regorgement des rétentionnistes par exemple. Il existe enfin une dernière catégorie d'incontinents sans lésions de l'appareil urinaire, ce sont les épileptiques. L'incontinence se produit alors au moment d'une crise, à la fin généralement, mais cette incontinence, classée par Tuffier (*Traité de chirurgie*, Duplay et Reclus) dans les incontinences dites essentielles, rentrerait plutôt dans les incontinences symptomatiques.

L'émission involontaire des urines ne se produit pas régulièrement ni toujours chaque nuit. Certains enfants restent quelquefois une, deux, plusieurs nuits de suite sans uriner, les intervalles sont très variables; d'autres urineront toutes les nuits, les uns une fois, les autres plusieurs fois. Le moment de la nuit où se produit la miction involontaire est également variable. Chez les uns ce sera dans le premier sommeil (Vogel), chez d'autres enfin seulement le matin. Trousseau rapporte dans ses cliniques (Tome II, p. 757), le cas d'une jeune fille dont l'incontinence avait débuté, d'après ses dires, à l'âge de 8 ans à l'occasion d'une peur violente et qui urinait toutes les nuits une ou plusieurs fois, et, surtout vers le matin quand son sommeil était le plus profond. Chez une autre jeune fille de 16 ans l'incontinence se produisait par contre avec assez de régularité entre onze heures et minuit.

Dans les cas où les mictions nocturnes se reproduisent plusieurs fois, leur nombre pour une même nuit atteint rarement trois et exceptionnellement quatre. Chaque enfant a d'ailleurs, ainsi que le remarque Guinon, ses habitudes à cet égard.

La quantité et la qualité des boissons ingérées ont peu d'influence sur la production et la répétition du symptôme. Il en est de même des réveils et des mictions provoquées plusieurs fois la nuit. On peut quelquefois prévenir une miction involontaire en réveillant l'enfant temps, mais très souvent, bien qu'on ait eu la précaution de le faire uriner, l'enfant s'étant rendormi urinera quelques instants après. Sa vessie contient cependant une quantité d'urine beaucoup moins considérable et à une pression très inférieure (Wihlheim de Fonseca. *Inaug. Dissert.*, Kiel 1873).

L'abondance des urines à chaque micti n et pour chaque nuit est très variable suivant chaque sujet. Guinon, qui a mesuré comparativement la quantité d'urine sécrétée la nuit et le jour chez les enfants, a trouvé une légère différence en faveur des urines de la nuit. Certains enfants urineront plusieurs fois et peu à chaque fois, d'autres n'auront qu'une seule miction, mais tellement abondante que le lit sera traversé.

En dehors du caractère impérieux de la miction diurne chez certains incontinents, ils ne présentent généralement pas de phénomènes douloureux de ce côté. Les incontinents ont souvent le sommeil très profond, la jeune fille citée par Trousseau était de ce nombre et on avait la plus grande difficulté à la réveiller. D'autres avaient des nuits très agitées, entrecoupées de rêves et de réveils, d'une façon très variable.

L'aspect général, l'habitus, le faciès, de ces malades ont prêté à discussion. Les uns ont l'aspect chétif, malingre (Vogel, Bohn), ils possèdent un système musculaire peu développé (Onimus). Tripier va même plus loin et déclare que toutes les incontinences qu'il a eues à traiter étaient liées à l'apparition antérieure de la paralysie atrophique graisseuse (cité par Deloulme). Au point de vue du caractère, Bokaï a remarqué « qu'ils étaient tristes, arriérés, il attribue cela aux mauvais traitements et au défaut d'amour-propre de l'enfant émoussé par les châtiments. » Comme il n'existe pas une opinion émise sur l'incontinence sans que l'on n'en trouve la contre-partie, nous voyons qu'au contraire Trousseau, Mondière regardent les incontinents comme étant normalement constitués à tout autre point de vue. Mondière en particulier, déclare que tous les enfants qu'il a eus à soigner étaient forts et vigoureux. La vérité se trouve entre ces deux opinions extrêmes, et chacun en détient une partie. Les incontinents peuvent être forts ou faibles de constitution, malingres ou vigoureux, d'un système musculaire ébauché ou au contraire très développé, de caractère gai ou d'humeur sombre et taciturne, ce qu'il importe seulement de noter, c'est que presque toujours, pour ne pas dire toujours, on trouve chez eux des stigmates de dégénérescence nerveuse, et sinon chez eux d'une façon indubitable, tout au moins chez leurs ascendants ou leurs collatéraux. Guinon, dans 25 cas d'incontinence, a toujours relevé l'hérédité nerveuse. Les ascendants ou les collatéraux avaient présenté à différents degrés l'alcoolisme, le nervosisme, le rêve plus ou moins caractérisé, les convulsions, l'épilepsie, la débilité mentale, l'aliénation, le délire, le strabisme, etc. Dans les antécédents personnels on trouve des stigmates psychiques et somatiques. Dans sa première enfance l'enfant aura eu des convulsions, il sera sujet aux terreurs nocturnes, il aura marché tard. Sa physionomie sera tantôt émotive, craintive, avec un léger exorbitis, tantôt atone et inerte, ou soupçonneuse et sournoise. La face, le crâne, sont asymétriques, les cheveux vicieusement implantés forment un double tourbillon et descendent très bas sur un front déprimé; la voûte palatine est ogivale, profondément excavée; le rétrécissement des arcades dentaires supérieures cause un prognathisme plus ou moins marqué, les dents inégales sont mal implantées et chevauchent les unes sur les autres. Le pavillon de l'oreille est mal conformé, inséré en anse sur le crâne, avec un lobule sessile. Les organes génitaux présentent des retards ou des anomalies de développement, phimosis, hypospadias, descente retardée ou absence d'un testicule, etc.

Au point de vue intellectuel les enfants seront des débiles, des arriérés, des idiots (épileptiques ou non), ou des émotifs, excitables facilement, rêvant la nuit, des indisciplinés, méchants, menteurs ou grossiers (Guinon, Th. Paris, 1888). Ce sont, à des degrés très variables, de ces malades qu'on range dans la catégorie des nerveux. Ils le sont et le resteront et la marche de leur affection montre bien souvent l'exactitude de cette remarque.

Freud, de Vienne (*Sem. méd.* 15 nov. 1893), a attiré l'attention sur un symptôme qui accompagne fréquemment l'incontinence chez les enfants. C'est l'exagération du tonus musculaire des membres inférieurs, ainsi que l'a constaté le Professeur Kassovitz; cette exagération porte sur les adducteurs, sur les quadriceps, elle existe environ chez la moitié des enfants, mais son intensité n'est pas en rapport avec celle du trouble.

Il est un préjugé, constaté par tous ceux qui se sont occupés de l'incontinence essentielle, et très répandu dans le public, voire même chez les médecins : c'est que, quoi qu'on fasse, quoi qu'il arrive, l'incontinence d'urine guérit toujours toute seule, à la dentition, à la puberté, à la première grossesse, à l'occasion d'une émotion violente, d'une maladie grave, etc. Toute erreur renferme une parcelle de vérité ; il y a eu, en effet, des cas bien nets et bien spécifiés, dans lesquels les causes que nous venons d'énumérer ont produit la guérison. Tout au moins celle-ci est-elle apparue en même temps ou à la suite des événements en question.

Mais de là à déclarer que toutes les incontinences essentielles disparaîtront fatalement d'elle-mêmes, il y a tout un monde. Cette croyance ainsi répandue n'a pas peu contribué à entraver le traitement de l'incontinence pendant de longues années, jointe au peu de succès des différents essais thérapeutiques. C'est un fait d'observation que pendant la durée des pyrexies l'incontinence d'urine disparaît généralement, mais elle peut revenir après. Cette disparition ne saurait-elle d'ailleurs être attribuée à la privation de sommeil dont souffrent souvent les malades? L'influence de la dentition est plus contestable, ainsi que celle d'une émotion vive.

Quant à la puberté, il faut pour apprécier avec exactitude les modifications qu'elle peut produire sur l'évolution de la maladie, distinguer entre l'incontinence chez les garçons et chez les filles. Dans le premier cas il arrive qu'une incontinence qui, avec ou sans traitement,a pu persister jusqu'à la puberté,disparaît en effet à ce moment-là, et que, chez le jeune homme,les préoccupations génitales et les rêves érotiques remplaçant la préoccupation urinaire et les rêves mictionnels,l'incontinence nocturne disparaisse brusquement ou progressivement. Le développement de la prostate contribue également pour une grande part à la disparition de l'incontinence. Mais l'ex-incontinent restera toujours un prédisposé,ce sera un pollakiurique,un névropathe génital, et la première aventure du côté de son appareil urinaire, la première blessure que lui infligera l'inclémence de Venus seront pour lui la pierre de touche, il rentrera dans la grande classe des névropathes urinaires. Il n'en est pas moins vrai que son incontinence aura disparu à l'occasion de la puberté. Le fait, possible, est d'ailleurs loin d'être constant.

Chez les filles, la question est toute autre. Les jeunes filles, de par l'éducation, les conditions de vie sociale différentes, etc., n'ont pas les mêmes préoccupations que les jeunes représentants du sexe fort. De plus, l'établissement de la menstruation détermine dans tous les organes du petit bassin une congestion et une excitation nerveuse très fâcheuses au point de vue de l'affection qui nous occupe. Il sera donc très rare que l'incontinence diminue ou disparaisse. Le plus souvent, elle ne subira pas de modifications, quelquefois même elle sera augmentée. L'influence des premiers rapprochements sexuels est tout aussi discutable, de même que celle de la grossesse, bien que plusieurs cas de guérison aient été rapportés et attribués à l'une ou l'autre de ces causes. Chacun connait le récit de J.-L. Petit concernant une jeune fille d'excellente famille, réduite par sa triste infirmité à épouser un homme de condition inférieure et radicalement guérie à sa première grossesse.

L'incontinence d'urine essentielle est donc une affection parfois fort longue et qui met souvent à une rude épreuve, la sagacité du médecin et... la patience du malade. « Cette infirmité, dit Civiale, sans avoir des suites immédiatement funestes, est cependant fort grave, car outre qu'elle entraine une foule d'accidents indirects, elle fait de la vie un fardeau insupportable. Habituellement trempé d'urine dont l'odeur infecte se répand au loin et assailli sans cesse par des érysipèles, des excoriations, des éruptions cutanées, le malheureux qui en est atteint est à charge aux autres et à lui-même, souffre à la fois et dans son physique, tourmenté par le fait de sensations désagréables ou douloureuses, et dans son moral, par l'humiliation résultant d'un état qui brise pour lui la plupart des liens sociaux. » Ce tableau dramatique, pour si sombre qu'il soit, ne s'en est pas moins trouvé vérifié plus d'une fois et nous devons reconnaître que, plus une infirmité qu'une maladie, l'incontinence d'urine, rebelle à tout traitement, rend quelquefois l'existence assez désagréable aux malheureux qui en sont porteurs.

ETIOLOGIE. PATHOGÉNIE.

J. L. Petit décrivait ainsi l'incontinence (*Œuvres chirurgicales*, t. III. p. 104) : « On dit des enfants qu'ils pissent au lit involontairement, j'en ai distingué trois espèces : la première est de ceux qui sont paresseux à se lever pour pisser aux premiers avertissements; la seconde espèce est de ceux qui dorment si profondément que la sensation qui précède l'envie d'uriner n'est point assez forte pour les réveiller. Il n'y a pour ainsi dire que le col de la vessie qui sente et qui, accoutumé d'obéir à cette sensation, s'ouvre machinalement et laisse passer les urines sans que l'âme en soit avertie. La troisième espèce est de ceux qui rêvent pisser dans un pot de chambre, contre un mur ou autres lieux. Ils sentent qu'ils ont envie d'uriner et ils pissent effectivement : ceux-là ne sont pas en grand nombre ou du moins il ne leur arrive pas souvent de faire de pareils rêves. Quoique cette espèce de pisseurs ne soit pas nombreuse en individus, j'en ai vu quelques-uns qui pendant longtemps y ont été sujets ».

Desault (*Œuvres chirurgicales*, t. III) incrimine la

vigueur de la contraction vésicale. « Aussi l'incontinence n'a-t-elle lieu chez les enfants que parce que la contraction de la vessie est si prompte et si forte que l'urine sort presque avant qu'ils aient été prévenus du besoin de la rendre et sans qu'ils puissent en arrêter le cours ».

Guersant (Dict. en 60 vol., Incontinence) estime, au contraire, qu' « il ne peut y avoir d'incontinence par excès d'irritabilité de la vessie seulement, comme le pensait Bichat.

Delcour (*Gaz. Hop.*, 1844, p. 595) cite la théorie de Barrier « le système musculaire de la vie organique jouit d'une contractilité plus prononcée ; tous les réservoirs qui en sont pourvus se vident plus souvent ». Il attribue la maladie a un « excès de ton de la vessie » et ajoute : « Une circonstance qui contribue à entretenir la maladie, c'est l'habitude que contracte bientôt la vessie de se vider à certaines heures et sous l'influence des mêmes causes, telles que la chaleur du lit, le coucher en supination, etc., etc. »

Trousseau (*Cliniques de l'Hôtel-Dieu*, t. II) avait fondé sur les bons résultats que lui donnait la belladone sa théorie de l'irritabilité vésicale : « Cette irritabilité, et j'ajouterai cette tonicité exagérée de la vessie, sont démontrées par ce fait que, ainsi que l'a constaté Bretonneau, ainsi que je l'ai constaté moi-même, la plupart des malades atteints d'incontinence nocturne d'urine 'pissent pendant le jour avec une raideur extrême. Elle me paraît aussi démontrée par ce fait encore que les malades, quand ils dorment sont presque toujours en érection. Or, ne peut-on pas admettre que la vessie participe à cet état d'éréthisme des organes génitaux externes? »

La contractilité volontaire du sphincter vésical étant, d'après lui, complètement anéantie, la contractilité organique persiste seule et n'est plus suffisante pour lutter contre la tonicité des fibres musculaires de la vessie. Trousseau faisait de l'incontinence d'urine une névrose et il lui reconnaissait des liens avec l'épilepsie.

Bercioux (*Gaz. hebdomadaire*, 1858) s'élevait contre la pathogénie établie par Trousseau. Il déclarait que les différentes formes de l'incontinence d'urine des enfants « sont toutes sous la dépendance d'une cause unique, l'atonie musculaire, que celle-ci soit locale ou symptomatique d'une faiblesse générale ». Et il ajoutait : « L'efficacité de la belladone dans ces circonstances n'est pas un argument en faveur de l'opinion contraire, car cette solanée a sur la vessie une action excitante et non stupéfiante comme on le croit généralement. »

Béthune (Thèse, Paris 1850) divise l'incontinence en trois grandes catégories : 1° l'incontinence par atonie ; 2° par paralysie avec rétention ; 3° par surexcitabilité ; et c'est dans cette dernière classe qu'il fait rentrer l'incontinence nocturne des enfants.

Delouime (1872) rapporte les idées de Civiale sur les causes de l'incontinence d'urine. Il admettait : 1° la paralysie vésicale ; 2° la rétention d'urine ; 3° la contusion et la dilatation forcée de l'urèthre ; 4° les lésions de la prostate, les barrières urétro-vésicales, les affections graves du corps de la vessie ; 5° les calculs ; 6° la dilatation de la partie profonde de l'urèthre ; 7° les cystites, urétrites, les névralgies ; 8° les maladies graves. Au point de vue de l'incontinence essentielle, Civiale admet l'opinion de Howship et pense que l'incontinence est toujours nocturne parce que le sphincter est soustrait à la volonté pendant le sommeil, tandis que la vessie, muscle lisse, se contracte quand même.

Tripier déclare que l'incontinence est surtout nocturne parce que, dans le sommeil, les actions réflexes sont plus énergiques. Deloulme estime que, chez l'enfant, il n'y a le plus souvent incontinence que par regorgement et qu'il est rare d'observer l'incontinence vraie et permanente.

Borsieri, cité par Deloulme, distingue l'incontinence d'urine chez les enfants, l'incontinence paralytique, spasmodique, calculeuse, primitive, secondaire et idiopathique.

Hertzka accuse l'insuffisance du muscle compresseur de l'urèthre (*Zeitung für Kinder Krankheiten*, 1892).

Du Souich rapporte, parmi les opinions des différents auteurs qui l'ont précédé, celle de Mondière qui regarde cette affection comme due à une atonie purement locale ; l'avis de Bichat : « Dans les premiers temps de la vie, l'empire de la vie animale n'est pas encore assez développé pour s'étendre jusqu'aux dernières extrémités et établir son influence sur la déjection des urines et la défécation. »

Recullard pense que l'incontinence « est plutôt liée à un affaiblissement des organes destinés à retenir l'urine.

Carayon (Thèse, Strasbourg 1865), après avoir assez malmené Trousseau et déclaré que faire de l'incontinence une névrose « ce serait avouer son ignorance », ajoute : « Supposons un état de faiblesse ou d'atonie du sphincter urétral à un âge où la prostate n'a pas encore acquis tout son développement. Le muscle déjà faible ne pourra permettre qu'à une faible quantité d'urine de s'accumuler dans la vessie. Le malade au lieu d'uriner deux ou trois fois par jour devra émettre ses urines toutes les deux ou trois heures. De là vient que cette affection ne se présente guère que chez les enfants, et si parfois elle persiste après l'âge de la puberté, ce n'est que chez les jeunes filles, qui n'ont pas de prostate ».

Déjà en 1871, M. le professeur Guyon avait exposé sa théorie de l'atonie sphinctérienne sur laquelle nous reviendrons plus loin (*Journal de médecine et de chirurgie pratique*, t. XXXIII, 3e série, p. 50).

De Sardac admet comme causes l'irritabilité, l'atonie générale ou locale, la névropathie et les mouvements réflexes dus à l'excitation balano-préputiale, aux polypes, aux balanites, vulvites, aux oxyures, à l'hypertrophie des amygdales, aux polypes du naso-pharynx.

Landois déclare que l'incontinence d'urine (*stillicidium urina*) a pour cause la surexcitation réflexe des parois vésicales ou l'affaiblissement de l'activité réflexe du sphincter.

Oberlander considère que l'incontinence est le résultat non d'une névrose, mais d'un phénomène réflexe à point de départ urétral.

Perret et Devic accusent le spasme. Kœrner les végétations adénoïdes, Bérillon dit que cette affection n'est pas due à un état pathologique, mais bien à une éducation défectueuse. Ritter admet deux causes, l'atonie ou l'excitabilité. Swaney énumère parmi les causes qu'il reconnait à l'incontinence et qui sont au nombre de huit, les boissons prises en trop grande quantité, les calculs vésicaux et la diminution de la capacité vésicale due à l'hypertrophie de la couche musculaire de la vessie.

Guinon étudie les différentes théories par lesquelles

on a voulu expliquer l'incontinence. Il les divise en psychiques et psycho-physiologiques. Dans les premières il range les idées de J. L. Petit et sa classification. Il n'admet pas l'explication donnée. Les paresseux peuvent exister pour la première classe, mais pourquoi ont-ils le besoin fréquent d'uriner? Le sommeil profond des malades de la seconde catégorie est un symptôme de leur état cérébral particulier. Quant à la troisième espèce, les rêveurs, Guinon déclare que le rêve suit la miction, il ne la précède pas, c'est la perception mentale d'un acte vrai. Il regarde comme insuffisante les théories de l'excitabilité vésicale et de l'atonie locale. En ce qui concerne l'altération du liquide urinaire, Vogel n'a rien trouvé de particulier. L'hypertrophie amygdalienne n'est pas la cause de l'incontinence, mais un des effets de la dégénérescence. Quant au défaut de sensibilité du sphincter, Guinon objecte que les malades sentent le jour. Pour lui, l'incontinence est « un stigmate d'hérédité nerveuse, un trouble central et non local ». Chez l'enfant sain le besoin d'uriner se fait sentir la nuit, mais par un réflexe inconscient le sphincter se contracte. Chez le nerveux ce réflexe d'origine supérieure fait défaut, le réflexe médullaire seul persiste et amène la contraction de la vessie. Les modifications du sommeil peuvent permettre au réflexe supérieur de se produire, c'est ainsi, en troublant le sommeil, qu'agissent les maladies aiguës.

Janet a étudié d'une façon très complète la pathogénie de l'incontinence nocturne. Après l'exposé de la physiologie de la miction, il insiste sur le rôle de l'habitude et sur l'influence de l'attention dans l'accomplissement de la miction normale, et montre bien l'importance de l'action psychique sur la contractibilité vésicale, action qui peut produire le spasme urétral, les rétentions aiguës et, enfin, la pollakiurie à tous ses degrés, depuis ce qu'il dénomme la pollakiurie normale jusqu'à la polyurie psychopathique. Cette pollakiurie peut être tardive comme chez beaucoup d'hypochondriaques urinaires, ou précoce, et c'est elle qui, dans ce cas, sert de *substratum* à l'incontinence nocturne. Dans une seconde partie, Janet étudie l'influence des rêves de miction dans la pollakiurie nocturne avec incontinence. L'enfant, préoccupé pendant la journée des remontrances qu'on lui fait, des punitions qu'on lui inflige, des menaces, n'a en se couchant qu'une idée, ne pas uriner au lit. Il s'endort avec cette préoccupation qui forme le premier chaînon d'une suite de rêves qui aboutissent fatalement au rêve de miction. L'enfant urine alors, et le cycle peut se répéter plusieurs fois dans la même nuit.

En somme, jusqu'à l'apparition des théories psychopathiques, et mise à part la classification de Jean-Louis Petit, on voit que ce sont surtout deux grandes lignes qui ont partagé la pathogénie de l'incontinence d'urine. Avec Desault, l'irritabilité était en honneur, avec Dupuytren, Guersand, Mauricet, c'est à l'atonie générale qu'il faut s'en prendre, Mondière accuse l'atonie locale, Trousseau remet en honneur la théorie de l'irritabilité et est combattu par Bercioux. A partir de ce moment, l'insuffisance sphinctérienne rallie le plus de partisans, comme le font remarquer Voillemier et Le Dentu.

Enfin paraissent les théories psychopathiques et les théories nerveuses.

Tuffier, dans son article du Traité de Duplay et Reclus, range les causes de l'incontinence sous cinq chefs distincts : 1° origine psychopathique, théorie de J.-L. Petit, Janet; 2° irritabilité vésicale (Trousseau); 3° défaut de contractilité du sphincter (Guyon), ou anesthésie urétrale: 4° paralysie de la vessie et du sphincter à point de départ le plus souvent hystérique; 5° epilepsie.

Legueu (*Traité de Chirurgie* de Delbet), après avoir éliminé les incontinences dues à une modification de la constitution chimique des urines ou à l'accumulation dans le sang de l'acide carbonique chez les enfants porteurs d'amygdales hypertrophiées, constate que toutes les incontinences reconnaissent un lien commun, l'élément névropathique qui se retrouve toujours; que, sur ce fond constant, viennent se greffer plusieurs variétés: 1° par excitabilité vésicale, et il fait rentrer dans ce cadre les théories de J.-L. Petit, Janet et Guinon; 2° par atonie du sphincter, la théorie de M. Guyon; 3° enfin l'incontinence par rétention, due au spasme de l'urèthre et que Rochet et Jourdanet ont bien mise en relief. Cette espèce particulière d'incontinents avait déjà été décrite par Civiale (*Maladies génito-urinaires*, t. III). Legueu en a observé plusieurs cas et Rochet et Jourdanet en ont recueilli trois.

L'aspect clinique de cette variété d'incontinence est bien spécial. Les enfants incontinents la nuit sont pollakiuriques le jour et parfois incontinents également le jour. L'écoulement de l'urine se produit alors sans arrêt. A l'examen, on trouve un sphincter contracté, résistant, et dont on ne peut parfois vaincre la résistance qu'avec un instrument métallique; et une vessie pleine, dilatée même. Ces malades sont des rétentionnistes par spasme urétral et le mécanisme de leur incontinence varie suivant que la rétention est complète ou incomplète.

Dans le premier cas, l'incontinence est une véritable miction par regorgement, l'incontinence est diurne et nocturne, c'est ce qui arrivait à un des malades de Rochet et Jourdanet « qui mouillait sa chemise et ses pantalons pendant toute la journée ». Dans les cas de rétention incomplète avec une certaine distension vésicale, les auteurs donnent du mécanisme probable l'explication suivante : « La vessie ne se vide jamais et tout à la fois comme dans une miction normale; à un moment donné, le jet est interrompu par le spasme urétral, et la miction n'est terminée qu'en apparence. La vessie est plus ou moins remplie et bientôt le besoin d'uriner réapparait sans pouvoir se satisfaire complètement encore. Les petits malades sont donc encore ici des pollakiuriques; pendant le jour, ils peuvent se présenter souvent à l'urinoir, mais la nuit, ce besoin continuel d'uriner, ces contractions répétées de la vessie qui cherche à se débarrasser une fois pour toutes de son contenu, peuvent aisément se traduire par des mictions dans les draps, avant que l'enfant ait le temps de se réveiller et de prendre ses précautions pour uriner. »

Rochet et Jourdanet considérèrent les rétentions comme causées par un spasme urétral, d'origine névropathique et de nature hystérique. Chez leurs trois malades, ils avaient observé pour le premier « une lourde hérédité (mère sujette à des crises nerveuses fréquentes, père alcoolique avéré), et le malade lui-même était d'une émotivité extrême » ; le second était également très impressionnable, strabique et avait eu des convulsions quand il était petit ; le troisième était bègue et hystérique avec abolition des réflexes cornéen et pharyngien.

Cette incontinence par regorgement avait déjà été vue par Deloulme en 1872.

Chéron (*Union médicale*, 1895, n° 13), en avait aussi parlé parmi les causes qu'il donnait de l'incontinence d'urine. Il citait le cas de Pousson chez une hystérique de 15 ans.

Nous ne pouvons abandonner cette revue des diverses théories proposées sans rappeler celle qui fait jouer un rôle important à l'hypertrophie de l'amygdale, de Luschka, et qui a été admise par Major, Liern, Bloch, Schmalz, Kœrner, Dionisio, etc., et celle de Bobulascu (*Rev. des maladies de l'enfance*, mai 1892), et qui fait intervenir l'hypertrophie paludique de la rate.

Quelle idée pouvons-nous nous faire actuellement de l'étiologie et de la pathogénie de l'incontinence d'urine? Nous croyons qu'au milieu de toutes les théories parfois si contradictoires que nous venons d'étudier, au milieu d'opinions si différentes et si opposées, il y a cependant des constatations et des déductions très justes. Nous admettons volontiers avec Guinon, Rochet et Jourdanet, Janet, Leguen, que l'élément nerveux, soit directement, soit par la voie psychique, fait le fond de toutes les incontinences d'urine. Il peut exister, à des degrés différents, sous des formes variables, mais en le cherchant avec soin, on trouvera toujours le stigmate, la tare nerveuse héréditaire. « C'est un stigmate bénin, dit Guinon, car s'il peut coïncider avec la dégénérescence intellectuelle profonde, résultant d'une lourde hérédité psychique, il est aussi la manifestation discrète d'une hérédité nerveuse légère, du nervosisme bénin. Il peut même s'isoler complètement comme la dernière trace de cette hérédité ».

Cette influence de l'hérédité nerveuse n'a point

échappé à M. Guyon : «... Il convient de faire jouer un rôle important à l'hérédité. Plusieurs fois, en effet, nous avons été à même de voir tous les enfants d'une même famille atteints d'incontinence ; de constater, plus souvent encore chez les parents, cette même affection et surtout divers états nerveux. » (*Cliniques*, tome I, 271.)

Sur ce fonds prédisposant commun viendront agir secondairement une infinité de facteurs morbides. Le terrain est préparé, la graine est prête à germer et le moindre coup de pioche va lui fournir l'occasion de se développer. Chez les uns, ce sera le muscle vésical dont l'excitabilité sera augmentée soit par suite d'une excitation réflexe (muqueuse urétro-prostatique, phimosis, oxyures), et nous faisons rentrer dans le cadre des incontinences dites essentielles celles qui reconnaissent ces dernières causes, car tous les enfants qui ont un phimosis (tare de dégénérescence, cependant), ou des oxyures, n'urinent pas au lit la nuit ; soit par suite de pensées, d'idées mictionnelles, qui, comme l'a si bien montré Janet excitent la contractibilité du muscle vésical. Ils seront, ceux-là, pollakiuriques le jour, mais la nuit soit par suite de la profondeur du sommeil, soit même par paresse (et c'est ici que les idées de J.-L. Petit trouvent leur place), ou par suite de rêves mictionnels, ils urineront dans leurs draps.

Chez les autres, au contraire, ce sera le sphincter le coupable ou bien par son hypertonie, en déterminant une rétention complète ou incomplète, ou bien par son atonie et si fréquemment, comme M. le professeur Guyon l'a bien mis en lumière dans ses cliniques. Après avoir fait remarquer que chez un sujet normal la présence du sphincter urétral s'accuse toujours par une certaine résistance à l'introduction des instruments un peu volumineux, M. Guyon ajoute : « Or, chez les sujets atteints d'incontinence nocturne, l'explorateur parcourt tout le canal en ne transmettant à la main qui le guide que de faibles sensations; le sphincter urétral se laisse traverser sans difficulté. D'autre part, si l'on interroge avec soin les malades sur leurs sensations diurnes, on ne tarde pas à se convaincre qu'il y a moins d'exagération de la force expulsive vésicale que faiblesse du côté de la résistance sphinctérienne. Le besoin doit être satisfait de suite, cela est vrai, mais il n'en a pas moins tous les caractères d'un besoin ordinaire; il n'est ni douloureux, ni pénible, il ne ressemble en aucune façon à ces épreintes que l'on rencontre dans la cystite. Ce dont le sujet se plaint, c'est en réalité de ne pouvoir se retenir. Lui-même accuse son impuissance et cela, en général, d'une façon nette et précise ». Il nous a été donné à plusieurs reprises, en suivant la clinique de Necker, de constater la justesse et l'exactitude de cette description, tant au point de vue des sensations accusées par le malade que des symptômes fournis par l'examen direct.

Nous ne repoussons pas, étant donné ce que nous savons sur l'excitabilité propre de la vessie (Mosso et Pellacani Duchastelet), l'idée que l'hypertrophie amygdalienne puisse avoir une influence sur la production de l'énurésie nocturne. *Sublata causa tollitur effectus* dit le proverbe antique et comme l'ablation des végétations ou la résection des amygdales a été suivie plusieurs fois de la disparition de l'incontinence, il est permis de reconnaître là un rapport de cause à effet. L'influence de de l'acidité des urines ou de l'augmentation de leurs matières extractives nous paraît toutefois plus sujette à caution.

DIAGNOSTIC

Voyons maintenant comment il nous sera possible de déterminer que nous avons, dans un cas donné, affaire une incontinence d'urine dite essentielle et à quelle forme. L'âge, le sexe du malade, les circonstances qui ont accompagné l'apparition de l'incontinence d'urine, la date du début, les conditions dans lesquelles elle se produit, seront autant d'éléments qui nous permettront de dégager un diagnostic des données cliniques.

Nous avons vu que l'incontinence essentielle était infiniment plus fréquente chez l'enfant et l'adolescent que chez l'homme adulte, pour si caractérisés qu'aient été certains cas observés chez ce dernier. L'âge de notre malade nous sera donc un premier appoint. Il faudra penser chez un homme adulte aux nombreuses affections qui peuvent amener l'incontinence : l'hypertrophie prostatique, dont l'incontinence aura eu un début nocturne, mais sera continue et s'accompagnera de tous les symptômes particuliers de cette affection ; les rétrécissements de l'urèthre qui amènent au contraire une prédominance diurne de l'écoulement des urines, au début tout au moins, et qui présentent à l'examen direct des signes tout particuliers. L'incontinence des calculeux, la fausse incontinence des malades atteints de cystite, d'urétrite, de tuberculose vésicale. La fausse incontinence des rétrécis sans distension, due à la miction en deux temps, à l'écoulement post-mictionnel de l'urine retenue en arrière du rétrécissement. (*Nachwasser* des auteurs allemands, gouttes retardataires de Dittel). Les tuberculeux adultes pourront présenter, en dehors de la fausse incontinence due aux mictions impérieuses, une incontinence vraie due aux lésions du col de la vessie.

Il nous souvient, étant externe dans le service de M. le professeur Guyon, d'avoir vu à la salle Velpeau un malade atteint d'une incontinence permanente, l'urine suintait goutte à goutte, et due à une destruction partielle du col vésical par ulcération tuberculeuse. On pourra rencontrer aussi chez l'adulte les incontinences sans lésion des voies urinaires, mais avec lésion des centres nerveux, comme par exemple chez les ataxiques, les paralytiques généraux, les maux de Pott, les myélites transverses, les fractures de la colonne vertébrale et les compressions de la moelle, le spina bifida, etc. L'incontinence des épileptiques attirera aussi notre attention. « Tout adulte non porteur de lésion vésico-urétrale qui pisse au lit la nuit sans le sentir est un épileptique », disait Tousseau. Cette incontinence ne se montre d'ailleurs qu'à des intervalles plus ou moins éloignés, le malade se réveille avec un sentiment de fatigue et d'abattement, le faciès est hébété, les yeux bouffis, et l'on constate parfois des morsures de la langue. Ces remarques nous permettront de ne pas prendre une incontinence symptomatique pour une incontinence essentielle, cette dernière rare chez l'adulte faisant suite à une incontinence infantile.

Choux (*Archives de médecine*, février 1893), après une étude très complète des causes de l'incontinence, déclare que cette affection s'observe chez les adultes bien plus souvent qu'on ne le croit et qu'on peut la ranger sous quatre chefs : 1° épileptique et hystérique ; 2° atonique ; 3° par irritabilité ; 4° psychique.

Il est infiniment plus facile de se tromper lorsque le malade est un simulateur. Ces cas s'observent souvent dans l'armée, et Fabre, Poncet, en ont rapporté plusieurs exemples. Une surveillance attentive est souvent nécessaire pour arriver à dépister la fraude: les procédés rapportés dans la thèse de Fabre, et qu'employaient il y a une cinquantaine d'années nos confrères de l'armée, étaient peut-être un peu sévères et dans tous les cas provoqueraient maintenant de vives protestations. L'artifice qui consistait à plonger le malade dans un sommeil profond en mêlant un hypnotique à sa boisson du soir, quoique discutable, a cependant permis à plusieurs reprises de dépister les simulateurs.

Les malformations des organes génito-urinaires ne devront pas non plus nous échapper et nous ne mettrons pas sous l'étiquette « essentielle » une incontinence qui reconnaîtrait une pareille cause.

Il existe certaines conditions particulières à la femme et qui pourraient induire le médecin en erreur. C'est ainsi que les fistules vésico-vaginales, consécutives à un accouchement laborieux et dans lequel la tête de l'enfant a amené un sphacèle plus ou moins étendu de la cloison, occasionnent un écoulement d'urine incessant. M. Albarran a rapporté le cas d'une malade chez laquelle l'incontinence était produite par l'abouchement anormal de l'urèthre près du méat. En 1895, il a également publié l'intéressante observation d'une jeune fille atteinte d'une incontinence d'urine dont on ne trouvait pas la cause. L'incontinence ne se produisait que dans la situation verticale. L'examen direct montra une adhérence anormale de la vessie à l'utérus, qui en déprimant le fond de la vessie ouvrait le col et ne produisait ainsi l'incontinence que lorsque la malade était debout. Le traitement qui consista à détacher cette adhérence par le vagin eut pour résultat de faire disparaître cette infirmité.

Il faut également penser à la présence de polypes et de végétations du canal de l'urèthre. L'incontinence de la femme et de la jeune fille peut d'ailleurs faire suite, comme celle de l'homme, à l'incontinence infantile, et cela s'observe plus fréquemment que pour l'homme.

Si le sujet est un jeune enfant, on éliminera les incontinences symptomatiques dues à l'épilepsie, à un mal de Pott, au spina bifida, à l'ataxie locomotrice infantile, à la myélite transverse, à une malformation des organes génitaux, aux calculs vésicaux (qui chez l'enfant se révèlent parfois par ce seul symptôme), à la tuberculose vésicale (symptôme également fréquent), à un phimosis, aux oxyures, aux lésions de l'anus et du rectum, à la vulvo-vaginite chez les petites filles. Il faudra aussi, dans certains cas se tenir en garde contre la simulation. Toutes les causes étant écartées, on arrivera par exclusion à porter le diagnostic d'incontinence essentielle. Les renseignements concernant l'hérédité directe et collatérale, les antécédents du petit malade, les caractères somatiques et psychiques qu'il présentera seront d'un puissant secours dans la formation d'un diagnostic sûr. Nous pourrons ensuite, par l'examen direct, reconnaître généralement à quelle forme nous aurons affaire. Une contracture spasmodique du sphincter uréthral accompagne-t-elle une vessie distendue et des mictions fréquentes le jour, nous penserons à l'incontinence par rétention. L'explorateur à boule ne révélant, au contraire, aucune contraction de la portion membraneuse, la vessie vide et les mictions peu impérieuses nous feront incliner vers l'atonie sphinctérienne. Dans certains cas enfin, où l'examen direct ne nous aura rien montré de particulier, nous rencontrerons l'hypertrophie des amygdales, les végétations adénoïdes, des modifications plus ou moins nettes de l'acidité des urines et de leur teneur en sels. La précision et l'exactitude du diagnostic nous permettront de prescrire avec plus d'espoir de réussite un traitement approprié pour chaque cas.

TRAITEMENT

Le grand nombre de théories proposées pour expliquer l'incontinence d'urine essentielle fait prévoir la multiplicité des moyens thérapeutiques s'y rapportant, multiplicité qui n'a d'égale que leur variété, nous dirons même leur fantaisie. Tout a été essayé, tout a pu réussir dans certains cas, mais rien ne réussit dans tous.

Jean-Louis Petit paraît avoir eu surtout confiance dans « la guérison spontanée ». Il écrit : « L'incommodité de pisser au lit se guérit presque toujours d'elle-même, plus tôt ou plus tard, selon les soins que les gouvernantes et les pères et mères prennent de leurs enfants, soit en évitant de les faire boire le soir, soit en les réveillant à propos la nuit pour les faire pisser. Les garçons ont un avantage, quand ils sont parvenus à l'âge d'avoir la verge assez longue pour qu'on puisse leur appliquer un petit instrument appelé sphincter ».

De même, Desault : « L'âge, comme nous l'avons avancé, guérit ordinairement les enfants de cette indisposition, Les menaces et même les châtiments, quand les premières sont infructueuses, sont le remède le plus efficace pour ceux qui ne pissent au lit que par paresse ou par indolence..... Quand l'incontinence dépend d'un excès d'irritabilité, il faut chercher à diminuer cette irritabilité par l'usage des bains tièdes, des boissons mucilagineuses... » Dans le cas contraire, il recommande les toniques « ou les moyens palliatifs, c'est-à-dire des machines avec lesquelles on comprime l'urèthre ».

Dupuytren préconise les bains froids par immersion; Guersant et Baudelocque, en 1825, reprennent le même traitement. Mauricet emploie l'extrait alcoolique de strychnos. Lallemand et Devergie emploient les bains aromatiques; Underwood les bains de mer; Semmering les bains de pieds froids, les douches, les frictions aromatiques; Devergie les injections de teinture de cantharides et les préparations de cantharides à l'intérieur; Mondière les toniques locaux sous diverses formes unis au fer, à la voix vomique, à la strychnine; Horn le quinquina, l'aloès, les eaux gazeuses, la sabine, le camphre. Enfin vient Chambers qui cautérise le méat urinaire; Lair qui vante l'introduction souvent répétée des sondes dans la vessie; Philips qui prescrit des lavements froids opiacés, belladonés et préconise les révulsifs (moxas, vésicatoires); Civiale qui utilise les injections et les irrigations d'eau froide; Bretonneau et Trousseau emploient la belladone; Tripier, Duchesne, l'électricité; Malley la strychnine, les courants continus; Beni Barde les bains de pieds froids et les douches hypogastriques et lombaires (Béthune); Wollinsky utilise l'ergotine; le chloral trouve des adeptes avec Thompson, Bradbury, Léonardi, Ademollo (1875).

Lallemand utilise la cautérisation du col, après Moore et Desneaux. Thompson se sert des instillations de nitrate d'argent, Moreau utilise l'ergotine alliée au fer et Kelp les injections hypodermiques d'ergotine; Dutler le cubèbe; Blanchard et Warbuton le bromure de potassium; Neveu, Debout vantent l'usage des eaux de Contrexéville et rapportent plusieurs cas de guérison.

Dès 1871, M. le professeur Guyon avait publié sa méthode de traitement par l'électrisation localisée. Depuis, on a essayé de différents agents thérapeutiques. Saint-Philipp, Descroizilles se sont servis avec succès de la teinture de rhus aromaticus, Perret et Devic ont traité l'incontinence par l'usage de l'antipyrine, Bérillon, Liebeault, enfin, ont utilisé la suggestion, tandis que la méthode de Thure-Brandt faisait de nombreux adeptes, Narich, Bagot, Ravicovich.

Tâchons d'établir une classification parmi les différents agents thérapeutiques que nous avons passés en revue.

Eliminons tout d'abord les procédés empiriques plus ou moins dangereux et mis en honneur par la crédulité populaire. Gagey cite entre autres : « Le gosier d'un coq rôti et mis en poudre, la vessie d'une chèvre ou d'un sanglier, le poisson qu'on trouve dans le ventre du brochet, les souris rôties ou réduites en cendre qu'on faisait manger aux pauvres enfants atteints d'incontinence ». Nous ne saurions non plus trop blâmer cette croyance fâcheuse qui prétend guérir les enfants en leur causant une vive émotion (faire peur, faire assister à la mort d'un parent, écraser une souris vivante entre ses mains, etc.).

Nous pouvons envisager des moyens généraux et des moyens locaux.

Dans la première catégorie, nous ferons une place à part aux médicaments : belladone, atropine, strychnine, antipyrine, rhus aromaticus, bromure, chloral, cachou, gentiane, valériane, quinquina, ratanhia, sabine, créosote, eau de chaux, copahu, ergot de seigle, fer, arsenic, alcalins, eaux minérales, cantharides, nitrate de potasse et acide benzoïque (Delcour). Citons enfin, pour être complets, l'huile de pétrole (Fichtinger, *Journal de Corvisart*, t. XI, p. 702) et le foie de taupe (?), (Bourlette, *Nouvelles annales de Montpellier*, mars 1822, t. I). Une grande partie n'a eu qu'une vogue éphémère, quelques-uns comptent à leur actif des cas avérés de guérison.

La belladone, tant prônée par Trousseau, était administrée de la façon suivante par le célèbre clinicien de l'Hôtel-Dieu. Il donnait le soir au coucher et pendant plusieurs jours de suite une pilule de 1 centigramme d'extrait de belladone. Au bout de quelques jours, il augmentait d'une pilule, puis toujours progressivement et en laissant l'enfant avec la même dose pendant plusieurs jours de suite, on poussait jusqu'à 8, 10 et même 15 centigrammes, s'il n'y avait pas de symptômes d'intolérance. On continuait l'usage de la belladone même longtemps après que la guérison était obtenue et pour la maintenir.

Owen (Société de méd. de Londres, 3 février 1890) a utilisé avec succès l'alcaloïde de la belladone, l'atropine. Il fait faire une solution de 65 milligrammes d'atropine dans 30 grammes d'eau et il en fait prendre « plusieurs fois dans l'après-midi, à intervalle d'une heure, autant de gouttes que l'enfant a d'années. »

La noix vomique et la strychnine, dont Trousseau s'est servi dans les cas d'incontinence diurne et nocturne, ont été surtout prônés par Mondière et Mauricet. Ce dernier avait employé l'extrait alcoolique de strychnos chez deux enfants de 13 et 14 ans, à la dose « d'un demi-grain matin et soir ». L'incontinence disparut au troisième jour; la médication ayant été interrompue au quinzième jour, l'incontinence reparut, disparut à nouveau sous l'influence d'une seconde série et ne céda définitivement qu'après un mois de traitement ininterrompu (*Archives générales de médecine*, 1827).

La teinture de cantharides aurait aussi donné des résultats assez remarquables à plusieurs médecins, surtout à l'étranger. Léger, 1781; Richter, Baumes, Morillon (*Journ. clin. de Lyon*, 1830, II, 351). Howship (*Practical observations on diseases of the urinary organs*, Londres, 1816). Dickson (*Medical observations and inquiriel*, II, 501).

Descroizilles et Saint-Philippe ont expérimenté la teinture de rhus. Ce dernier (*Journ. méd. Bordeaux*, 14 août 1892) expose ainsi sa thérapeutique : Il prend une partie de feuilles sèches de rhus radicans et fait macérer pendant quinze jours dans cinq parties d'alcool à 21° Cartier. Après expression et filtrage, il se sert de cette macération de la façon suivante : Il en donne tous les jours V gouttes matin et soir pour des enfants de 2 à 6 ans. Il peut monter à XL gouttes par jour dans des cas rebelles et pour des enfants de plus de 6 ans. Si, au bout de trois semaines, on ne constate pas d'amélioration, il est préférable d'y renoncer. Sur 15 cas, il a eu 5 guérisons, 6 améliorations et 4 échecs.

A côté des médicaments, nous rangeons les moyens toniques et hygiéniques, tels que les bains de mer, les bains froids, les affusions froides, les bains aromatiques, les douches; l'action produite par les réveils fréquents et la suppres sion des boissons, tous moyens qui peuvent être surtout d'excellents adjuvants.

Comme moyens généraux, nous ferons une place particulière au traitement par la suggestion et l'hypnotisme, qui s'adresse surtout aux fonctions psychiques du malade et qui a donné de bons résultats à Lagneau,

Liébeault (Congrès de Nancy 1886 et *Rev. d'hypnotisme*, sept. 1886) à Bérillon (*Bulletin médical*, 15 juin 1892) qui croit que « dans la majorité des cas, le traitement moral suffit à débarrasser les incontinents de leur déplorable habitude ».

Il est un mode de traitement qui a joui d'une vogue très relative et que nous devons cependant citer, c'est la révulsion soit par des ventouses au périnée (Canin) soit par des vésicatoires (Dickson), ces derniers agissent surtout par le passage de la cantharide dans les urines.

La méthode de Thure Brandt va nous permettre d'arriver aux moyens de traitement local. Elle aurait donné à Narich, Ravicovitch, Bagot, d'excellents résultats. Ce dernier en fait ainsi l'exposé, telle qu'il l'a appliqué chez la femme (*Dublin, Journ. of med. sciences*, déc. 1891) : 1° Percussion et tapotement de la région lombaire et sacrée, la malade se tenant debout ; 2° pétrissage de la vessie par l'hypogastre, la malade couchée ; 3° massage du col vésical contre le pubis, avec le doigt introduit dans le vagin (ou dans le rectum chez l'enfant) ; 4° exercice des adducteurs des cuisses. Il eut trois malades guéries par cette méthode.

Narich (*Journ. méd.*, Paris, 20 décembre 1892) rapporte deux observations « d'incontinence », mais où l'on ne trouve que des « envies extrêmement fréquentes ». Cette description nous laisse un peu indécis sur la valeur des résultats observés.

Ravicovitch a obtenu de bons effets de la méthode de Csillay dans huit cas qu'il a eus à traiter.

Arrivons maintenant aux moyens locaux, c'est-à-dire les procédés mécaniques, les cathétérismes, cautérisations, etc., les opérations chirurgicales et enfin l'électrisation.

J. L. Petit avait déjà proposé la compression; d'autres après lui ont voulu s'en servir : Reculard cite l'expérience de Corrigan qui fermait l'orifice du prépuce avec du collodion, pensant que la vessie se contractant, la douleur réveillerait le malade. Au contraire, il trouva le lendemain le prépuce légèrement œdématié et distendu par l'urine (*The Dublin Quarterly Journal*, 1870); le procédé a évidemment peu de valeur et doit être laissé de côté. Les cathétérismes et les injections locales, les cautérisations du col ont eu de meilleurs résultats à leur actif. Goulard, Baudelocque, Thompson, Lair, Civiale en particulier, utilisèrent le cathétérisme répété ou les injections froides. Chambers cautérisait le méat urinaire chez les filles. Sanger introduisait une sonde tous les deux jours dans l'urètre, et produisait à chaque séance 10 à 12 pressions énergiques dans tous les sens; il recommande encore le massage interne de la vessie par des irrigations chaudes. Oberländer (*Annales genito-urinaires*, 1889) a préconisé la dilatation forcée de l'urèthre postérieur avec un appareil spécial. Dans certains cas d'incontinence chez la femme, on a pratiqué une opération variable dans ses détails, mais dont le principe consiste à faire subir à l'urèthre un mouvement de torsion plus ou moins accentué. Pépin (Th. Paris, 1893) en a rapporté plusieurs cas. Pousson, de Bordeaux et les opérateurs allemands ont aussi enregistré de nombreux succès.

Nous arrivons maintenant à l'électrothérapie. L'idée de son application au traitement du cas qui nous occupe, remonte fort loin; déjà au XVIe siècle on avait pensé à utiliser la seule forme d'électricité qu'on connût à cette époque, l'électricité statique. L'historique des applications de l'électricité au traitement de l'incontinence peut se calquer un peu sur l'histoire de l'électricité elle-même et être divisée en trois périodes.

Pendant la première, qui va du XVIe siècle jusqu'en 1786, on ne connaît que l'électricité statique développée par le frottement et manifestée par des étincelles. Webster et Mauduit guérissent déjà des incontinences en tirant des étincelles le long du raphé et près de la symphyse pubienne.

De 1786 avec Galvani jusqu'en 1832 s'étend la deuxième période pendant laquelle on découvre et on utilise les courants galvaniques, c'est l'électricité dynamique due aux actions chimiques. Grapengeisser, à Berlin, cite vers 1801 quelques cas de guérison d'incontinence d'urine par l'électricité. Guersand expérimente à son tour, mais sans beaucoup de succès.

Fabre, Palaprat, en 1820, rapporte la guérison en six semaines d'une incontinence chez un malade de 60 ans.

La troisième période, enfin, débute avec Faraday en 1832, c'est à ce moment que furent découverts les courants induits, qu'on appelle encore maintenant et par un juste hommage à la mémoire du célèbre physicien les courants faradiques.

A peu près vers le même temps se construisent des appareils exclusivement faits pour les applications de l'électricité à la médecine. Depuis 1832, plusieurs médecins utilisèrent les courants d'induction ; Michon, plaçant un pôle dans la vessie préalablement vidée et un autre pôle dans le rectum, pôles métalliques séparés par la cloison recto-vésicale, les mettait en communication avec une bobine de Breton. Il obtint une guérison complète. Malley avait également utilisé l'électrisation, mais sous forme de courants continus. Tripier, Onimus et Legros s'en servirent également, mais c'est M. Guyon qui, le premier, indique d'une façon précise le manuel opératoire et détermina les cas dans lesquels on devait l'employer.

D'abord, est-il possible d'électriser le sphincter de l'urèthre et quelle peut être l'action de l'électricité. Nous dirons tout d'abord que, dans certains cas, comme ceux décrits par Pasteau, Henle, et dans lesquels la fibre musculaire a totalement disparu, l'électrisation ne pourra donner de résultats, puisque l'organe sur lequel elle doit agir n'existe pas ou n'existe plus.

Ce point élucidé, nous voyons qu'on peut agir sur le sphincter urètral et de différentes façons, par l'électricité statique, par les courants galvaniques ou les courants faradiques.

La franklinisation est peu employée, elle nécessite un outillage encombrant et dispendieux et, de plus, elle n'agit pas localement avec la précision des courants faradiques, par exemple. Cependant, les étincelles courtes dans la région périnéale où les frictions avec l'excitation à boule ont pu donner des résultats. Elles ont en effet pour résultat de faire contracter en masse les muscles de la région périnéale, sans localisation précise d'ailleurs au niveau du sphincter; et d'exciter, là comme dans toute région musculaire, les phénomènes de nutrition et, par suite, la tonicité et la contractilité.

M. Guyon a bien montré qu'on pouvait agir directement sur le sphincter à l'aide d'un rhéophore isolé qu'on porte jusque dans l'urètre profond et qui permet de se servir des courants électriques et de n'influencer que le muscle avec lequel la tige métallique est en contact, abstraction faite des courants dérivés.

Mais faut-il employer la galvanisation ou la faradisation? Les courants continus descendants constituent un excellent mode de traitement des atrophies musculaires et donnent tous les jours, dans les mains des électrothérapeutes, des résultats merveilleux. Mais, d'une part, ces courants continus sont appliqués par l'intermédiaire d'électrodes d'assez grandes dimensions et qu'on place sur la peau du malade; la densité du courant en un point n'est jamais assez considérable pour déterminer des phénomènes caustiques, quand toutes les précautions sont prises. Dans l'urèthre, il n'en est pas de même, on agit là sur une muqueuse, la surface de contact de l'électrode est minime, d'où densité électrique élevée, d'où... sans doute, action trophique sur la couche musculaire, mais action chimique sur la muqueuse intermédiaire, au total une eschare plus ou moins profonde. C'est de la galvanocaustie, et cela pourrait faire concurrence au porte caustique des anciens auteurs, avec beaucoup plus d'inconvénients d'ailleurs.

Nous aurons tout d'abord à considérer les appareils et les instruments dont nous aurons à nous servir. Nous seront nécessaires : 1° une source d'électricité; 2° un appareil transformateur; 3° des rhéophores et des électrodes.

La source d'électricité devra autant que possible avoir un débit constant et ne pas se détériorer dans l'intervalle des séances. Nous devrons ainsi choisir entre les piles et les accumulateurs. Parmi les premières la pile Leclanché et la pile de Grenet au bichromate auront nos préférences. La pile Leclanché, ou Leclanché modifié par Gaiffe, ne s'use pas à circuit ouvert ou tout au moins fort peu, mais si sa force électromotrice approche de 2 volts (1 volt 45) son débit demeure toujours assez faible. Et ce qu'il nous faut c'est une pile donnant, avec un potentiel constant, un débit également constant et d'une quantité suffisante. Pour cette raison nous donnerons la préférence à la pile de Grenet ou aux accumulateurs. Ces deux appareils ont à peu près la même force électromotrice (Grenet 2 volts, accumulateurs 2, 2 à 2,5).

La pile au bichromate, dite pile-bouteille, n'est pas absolument constante, mais elle a cet avantage, très appréciable pour un cabinet de médecin, d'être d'une manipulation facile, peu encombrante, très propre, et de pouvoir donner une intensité de courant variable suivant qu'on plonge plus ou moins dans le liquide excitateur le zinc mobile; de plus, ce dernier étant relevé au repos, la pile ne s'use pas. Elle a cet inconvénient d'être peu transportable et de se prêter malaisément aux visites en ville.

Les accumulateurs qu'on fait maintenant sous un très petit volume sont toujours un peu lourds, mais on les transporte facilement et proprement. C'est une source de force électromotrice constante, présentant environ deux volts en fonction; la tension ne baisse que quand l'accumulateur est à fin de charge et elle diminue alors très rapidement. Les accumulateurs munis d'un rhéostat permettent de régler facilement le débit du courant. Leur seul inconvénient consiste dans l'ennui de les faire recharger lorsqu'ils sont épuisés, ce qui n'est pratique que dans le voisinage d'une usine d'électricité.

Le médecin qui habite à la campagne ou dans une ville dépourvue d'usine électrique devra donner la préférence à la pile au bichromate, dont les éléments constituants se démontent facilement, peuvent se nettoyer ou se remplacer, ainsi que le liquide excitateur qu'on peut préparer soi-même sans difficulté. (Eau 1.000, bichromate 100, acide sulfurique 200).

Comme appareil d'induction nous nous servirons du chariot de Dubois Reymond avec le trembleur horizontal de Gaiffe pouvant donner de 30 à 600 interruptions par minute. Nous laisserons bien entendu de côté les petites bobines de Ruhmkorff à interrupteur métallique vibrant, qui ne permettent aucune graduation précise ni de l'intensité du courant ni de la fréquence des interruptions. Nous donnons également la préférence au chariot mobile sur les appareils d'induction où la graduation se fait par un tube de cuivre rentrant plus ou moins et couvrant partiellement le barreau de fer doux, ces derniers ne permettant que l'utilisation de l'extra-courant. Nous utiliserons dans l'appareil à chariot la bobine à gros fil, de façon à obtenir des courants de quantité et non des courants de tension. Ces derniers, produits par la bobine à fil fin, sont beaucoup plus douloureux et ne conduisent pas aux mêmes résultats.

Il existe des appareils électro-médicaux, qui présentent, sous un petit volume, la pile et la bobine renfermée dans une boite portative. Ils ont l'inconvénient de se régler d'une façon toute relative et ne présentent pas les conditions de précision des appareils auxquels nous donnons la préférence. Nous en admettons cependant l'emploi surtout pour les traitements en ville où il est parfois difficile de transporter l'attirail nécessaire.

Comme électrode, nous aurons une électrode active et une électrode indifférente. Cette dernière sera constituée par une plaque métallique recouverte de peau de chamois et imbibée d'eau salée, ou par un gâteau d'ouate hydrophile également imbibé d'eau. Elle aura toujours une dimension de 4 à 5 centimètres sur 8 ou 10 et mieux vaut davantage.

L'électrode active sera de préférence l'olive métallique de M. le professeur Guyon. Elle est constituée par une tige conductrice isolée, à l'extrémité de laquelle se trouve une olive en métal, de dimensions variables et qu'on peut visser à volonté sur la tige conductrice. Le pôle actif pourra, dans certains cas que nous déterminerons tout à l'heure, être remplacé par une petite éponge ou une plaque de dimensions très réduites, et qu'on placera alors extérieurement au canal de l'urèthre. On pourrait aussi se servir de l'excitateur utérin d'Apostoli.

Nous connaissons maintenant nos instruments; voyons comment nous nous en servirons. Après avoir eu soin de pratiquer l'antisepsie du canal, comme pour tout cathétérisme, nous introduisons notre excitateur olivaire jusque dans la portion membraneuse de l'urèthre, chez les garçons ; chez les filles, après l'avoir poussé jusque dans la vessie, nous ramènerons l'olive jusqu'à ce que son talon vienne effleurer le col vésical. Nous mettrons alors en rapport un des pôles de la bobine avec cet excitateur, tandis que l'autre sera mis en continuité avec la plaque placée sur l'abdomen.

La force électromotrice de notre source d'énergie électrique devra être de deux volts environ. Les interruptions devront être rares de une pour deux secondes à deux à trois par seconde environ. Nous emploierons, comme nous l'avons déjà dit, la bobine à gros fil que nous pousserons progressivement, de façon à ne pas surprendre notre patient par des secousses trop brusques. Les applications sont généralement peu douloureuses et assez bien supportées par les petits malades. Ainsi que l'a fait remarquer M. le professeur Guyon, pendant que le courant passe, on sent la boule de l'excitateur fortement serrée et maintenue par la constraction du sphincter.

Les séances ne doivent pas être trop longues pour ne pas déterminer une fatigue du muscle que l'on veut, au contraire, tonifier ; deux à trois minutes environ pour chaque séance, qu'il est bon de répéter tous les jours. Les séances trop longues dépasseraient le but et amèneraient de la fatigue du muscle malade ; les interruptions trop fréquentes amèneraient sa tétanisation et aussi sa fatigue. C'est sans doute à l'emploi de ces interruptions trop fréquentes qu'il faut attribuer les cas de spasme et de rétention consécutifs à une électrisation du sphincter.

Nous avons dit que les séances de faradisation avec olive intra-urétrale étaient généralement bien supportées. Il est cependant des cas où leur emploi est impossible, lorsqu'on a affaire, par exemple, à des enfants très nerveux ou indociles ou pusillanimes. Dans ces cas, M. le professeur Guyon a préconisé une modification de son procédé qui lui a donné d'excellents résultats. Au lieu de se servir d'un pôle intra-urétral, il utilise un pôle extérieur qu'il place au niveau du périnée chez les garçons, à la hauteur du sphincter membraneux ; entre les grandes lèvres chez les filles. Le courant faradique atteint toujours le sphincter, le pôle indifférent étant de préférence placé au niveau de la région lombaire inférieure. Enfin les courants galvaniques sont aussi quelquefois employés, mais sous forme de courants fréquemment interrompus et renversés à chaque interruption à l'aide du commutateur. Ils comptent quelques succès à leur actif.

L'amélioration de l'incontinence qui se produit parfois et définitivement dès les premières séances se fera parfois attendre plusieurs semaines. Il importe d'en être prévenu pour ne pas se laisser aller au découragement ainsi que... son malade, et ne pas perdre espoir de réussite parce que les premières séances n'auront pas donné le résultat attendu.

Steavenson (*The Lancet*, 10 janvier 1891) admet avec Kaptke que l'une des principales causes de l'incontinence est l'insuffisance fonctionnelle de la moelle lombaire ou la diminution de la sensibilité vésicale, l'écorce cérébrale dans l'un et l'autre cas n'étant pas assez vite avertie de la plénitude de la vessie. Il emploie comme mode de traitement les courants continus très faibles, et partant de ce principe que la résistance étant égale d'ailleurs, le courant passera par le plus court chemin, il place le pôle positif au périnée ou même dans l'urèthre et le pôle négatif sous forme de coussin à la partie inférieure de la région dorsale. Il fait passer un courant continu très faible tous les jours ou tous les deux jours. Nous ne pouvons admettre cette méthode à cause du sens du courant d'abord et ensuite à cause de ceci : ou le courant sera suffisant et il produira une eschare dans l'urèthre, ou il ne le sera pas et son influence sera nulle.

Hertzka, Fléber placent un pôle au sacrum et un pôle près de la symphyse.

Ultzmann utilise un pôle vaginal ou rectal et un autre pôle sur le périnée ou le bas-ventre.

Seeligmuller place une lame de laiton de un centimètre dans l'urèthre, c'est le pôle négatif, il met le pôle positif sur la symphyse.

Erb place pendant deux minutes un pôle positif sur la moelle lombaire et un pôle négatif au périnée, puis pendant deux autres minutes, il introduit une électrode métallique de deux centimètres dans l'urèthre chez les garçons et il place une éponge entre les grandes lèvres chez les filles. Cette dernière partie de l'opération doit aller jusqu'à la douleur.

Koster se sert d'un fil conducteur qu'il a débarrassé de son enveloppe isolante sur une longueur d'un centimètre et plongé ensuite dans une solution d'acide phénique fort. Nous ne sommes pas très enthousiastes de ce procédé et préférons de beaucoup la boule métallique plus facilement stérilisable.

Tel est actuellement le bilan de la thérapeutique de l'incontinence d'urine essentielle.

Nous voyons que, toujours, il faudra traiter chez nos petits malades les conséquences de l'hérédité nerveuse et que ce sera là la première partie de tout traitement. Qu'ensuite, il faudra reconnaître à quelle variété d'incontinence d'urine on aura affaire, et que suivant le cas il faudra ou diminuer l'excitabilité de la vessie par la belladone par exemple, ou diminuer la contracture du sphincter par des cathétérismes, des dilatations, des irrigations d'eau chaude ou froide, ou, au contraire, augmenter sa tonicité et que, dans ce cas-là, l'électrisation de la région sphinctérienne sera la méthode de choix.

Les observations suivantes vont nous montrer les excellents résultats que cette thérapeutique bien appliquée a fournis à plusieurs reprises et nous ne partageons nullement à l'égard de cette méthode le secpticisme dont Hémelot faisait profession dans sa thèse de 1859 pour l'électrisation intra-vésicale quand il écrivait : « Quant aux modes d'application... tant que celui qui consiste à placer un conducteur métallique dans la vessie et un excitateur humide sur la région hypogastrique réussira, nous conseillons de l'employer! »

Observation de I à XVII, dues à l'obligence de M. le Dr Courtade chef du laboratoire d'électrothérapie à la clinique des voies urinaires (Hôpital Necker).

Observation I

Incontinence nocturne. — Electrisation. — Guérison.

Ra... âgée de 15 ans. Incontinence nocturne.

La malade est d'abord incontinente jusqu'à l'âge de 4 ans ; puis l'incontinence cesse, mais la malade continue à se lever plusieurs fois par nuit, surtout pendant le premier sommeil.

Réglée à 14 ans 1/2.

L'incontinence recommence à 16 ans 1/2 et elle continue depuis six mois avec seulement une intermittence de 15 jours il y a 2 mois. La malade est électrisée d'après la méthode de M. le Dr Guyon. Après deux séances, l'incontinence s'arrête et ne reparait plus jusqu'au 18 mars, jour où la malade a cessé le traitement : elle avait eu en tout 6 séances.

Observation II

Incontinence nocturne. — Guérison.

François... âgé de 13 ans, vient pour une incontinence nocturne ayant débuté à l'âge de 8 ans. Cette incontinence ne survient pas d'une manière constante, et il y a des intervalles assez longs pendant lesquels l'enfant ne se mouille pas. L'incontinence ne se produit jamais le jour. Depuis un an elle a lieu chaque nuit.

Le 4 septembre 1894 on commence le traitement électrique, un pôle sur le périnée au niveau de la portion membraneuse de l'urèthre, et un pôle sur l'abdomen. Courants faradiques et intermittences moyennes. L'amélioration survient rapidement, et le 20 septembre il n'y avait pas eu de miction involontaire depuis 12 jours Le malade cesse alors le traitement.

Observation III

Incontinence diurne et nocturne. — Guérison de l'incontinence diurne.

Saint M..., âgée de 13 ans 1/2. Incontinence diurne et nocturne datant de la plus tendre enfance.

Il est électrisé le 23 juillet 1894 par les courants faradiques à intermittences moyennes, avec un pôle sur la région dorsale inférieure et un pôle périnéal au niveau du sphincter de la région membraneuse. Dès la première séance l'incontinence diurne disparaît, mais l'incontinence nocturne est peu modifiée. Le malade cesse le traitement après dix séances.

Observation IV

Incontinence nocturne. — Guérison.

Georgina B..., 12 ans, vient se faire électriser pour une incontinence nocturne d'urine datant de l'enfance. Guérison après six séances avec la méthode de M. le Dr Guyon.

Observation V

Incontinence nocturne d'urine. — Amélioration.

P... âgé de 11 ans. Le malade a quelques incontinences nocturnes rares jusqu'à l'âge de 9 ans. A ce moment l'incontinence augmente et devient beaucoup plus fréquente. Les mictions deviennent également plus nombreuses dans la journée.

Le traitement est commencé le 10 avril 1897 avec un pôle placé au périnée au niveau du sphincter externe, et un pôle sur le ventre ; on applique le courant faradique à intermittences moyennement fréquentes.

Dès la quatrième séance l'amélioration se produit et porte surtout sur la fréquence des mictions diurnes. Au bout de dix séances l'incontinence nocturne n'a pas disparu, mais elle a très notablement diminué de fréquence.

Observation VI

Incontinence nocturne. Guérison par les courants galvaniques

Jeanne B... 17 ans, entre à l'hôpital pour une incontinence nocturne datant de la naissance. Elle urinait d'abord jusqu'à 13 ans toutes les nuits, puis elle a uriné seulement trois ou quatre fois par semaine. Le jour il y a des envies fréquentes et pressantes. La malade fut d'abord traitée par les courants faradiques, puis par la distension de la vessie, mais les résultats produits furent absolument nuls. Le 20 avril la malade est soumise pour la première fois aux courants galvaniques. Un petit électrode utérin d'Apostoli est introduit dans l'urèthre et un pôle indifférent placé sur la région dorsale inférieure. On fait passer pendant quelques minutes un courant de 10 à 15 milliampères *interrompu et renversé fréquemment.*

Lincontinence cesse rapidement le 15 mai, jour où elle cesse le traitement, l'incontinence n'avait pas reparu depuis dix-huit jours.

Observation VII

Incontinence d'urine de l'adolescence. — Guérison.

Henry P..., âgé de 16 ans, vient se faire électriser le 27 mai 1895 pour une incontinence d'urine datant d'environ douze mois. Le malade n'aurait pas eu d'incontinence dans sa jeunesse, mais son père aurait été incontinent étant jeune. Avant d'être atteint d'incontinence le malade se levait une ou deux fois la nuit, mais se réveillait facilement et n'urinait pas au lit.

L'incontinence a débuté subitement et sans cause, et ne s'est jamais produite le jour. Pendant la journée les envies d'uriner n'étaient d'ailleurs pas très fréquentes.

L'incontinence nocturne était irrégulière, le malade restait quelquefois une semaine sans uriner. Le malade est électrisé le 27 avec les courants faradiques, un pôle placé sur le périnée au niveau de la région membraneuse et l'autre sur le ventre.

Le traitement dure un mois et demi, et l'amélioration survient rapidement. Au moment où il cesse le traitement, le 10 juillet 1895, le malade n'urinait plus au lit depuis dix jours.

Le malade a été revu quatre mois après, la guérison absolue s'est maintenue pendant deux mois, et pendant les deux autres mois, le malade n'a uriné que trois ou quatre fois.

Observation VIII

Incontinence nocturne et diurne. — Guérison.

Julie L..., âgée de 14 ans. Incontinence nocturne et diurne d'urine datant de la naissance et survenant tous les jours. La malade vient se faire électriser le 18 septembre 1893. On introduit dans l'urèthre l'olive métallique du professeur Guyon, on emploie le courant induit (gros fil) et les intermittences lentes (deux par seconde). Après trois séances les symptômes disparaissent et la malade, d'elle-même, abandonne son traitement.

La guérison se maintient pendant quinze jours, puis l'incontinence recommence.

La malade revient alors se faire électriser le 10 février 1894. L'incontinence s'arrête dès la première séance. La malade subit encore trois séances de traitement et cesse le 18 février 1894.

OBSERVATION IX

Incontinence nocturne. — Guérison.

L..., institutrice, âgée de 20 ans 1/2 se plaint d'une incontinence nocturne d'urine datant de la naissance, elle a eu seulement un répit de six mois il y a huit ans à la suite d'un séjour à la campagne. L'incontinence avait reparu ensuite avec des intermittences de huit à dix jours au plus. La malade est électrisée par les courants faradiques, un pôle était placé dans le vagin et un autre à la partie inférieure de la région dorsale. La malade est rapidement améliorée et sort guérie après 12 séances.

OBSERVATION X

Incontinence nocturne. — Guérison.

Lig., 19 ans, vient à l'hôpital pour une incontinence d'urine datant de la naissance. L'incontinence survient trois ou quatre fois dans la nuit. Elle n'existe pas le jour, mais les mictions sont impérieuses. Le malade commence le traitement le 2 décembre 1893. L'amélioration survient au bout de la cinquième séance, et le 12 décembre il est resté quatre jours sans uriner. Le 16 décembre il n'a uriné qu'une fois en huit jours. Le malade sort guéri le 15 janvier 1894 après 15 séances.

Il revient le 18 mars. Il est resté après sa sortie un mois sans uriner ; puis l'incontinence a recommencé, surtout depuis quinze jours. Un second traitement de 10 séances suffit pour faire disparaître à nouveau son incontinence.

OBSERVATION XI

Incontinence nocturne accompagnée de vomissements.
Guérison rapide à peu près complète.

Henry F..., âgé de 9 ans, vient le 12 octobre 1899, à la consultation d'électricité de la clinique pour une incontinence nocturne d'urine ayant débuté à l'âge de 7 ans. Cette incontinence survenait d'abord tous les huit ou quinze jours, puis la fréquence a augmenté et les accidents se produisaient plus de trois fois par semaine. Cette incontinence s'accompagne de vomissements très pénibles, durant souvent toute la nuit et surtout formés par de la bile.

Ces derniers ont débuté seulement deux mois après le début de l'incontinence.

Ces accidents se produisent toujours la nuit et jamais le jour : pas de pollakiurie diurne.

L'enfant ne présente rien de semblable dans ses antécédents. Il n'a jamais été malade, mais il a toujours été très nerveux : il paraît très intelligent.

Le traitement a consisté en courants faradiques de moyenne rapidité, avec un pôle sous le périnée, au niveau de la région membraneuse et une plaque placée au niveau de la région vésicale antérieure : Séances pratiquées trois fois par semaine et d'une durée de cinq à dix minutes.

L'amélioration a été rapide. Les accidents ne sont d'abord survenus qu'une fois par semaine, avec des vomissements beaucoup moins forts et survenant seulement le matin.

Après un mois et demi de traitement, le malade reste quinze jours sans avoir d'accidents.

Depuis ce moment les vomissements ont complètement cessé et l'incontinence ne survient plus qu'à de rares intervalles, la dernière fois qu'il est venu, quatre mois après le début du traitement, le petit malade était resté près d'un mois sans avoir d'accidents.

Observation XII

Incontinence nocturne. — Guérison.

D..., âgé de 11 ans, vient le 10 novembre 1898 pour une incontinence d'urine ayant débuté il y a trois ou quatre ans. Les accidents survenaient tous les jours si on ne levait pas le malade. Le père avait été incontinent jusqu'à l'âge de 11 ans.

Le traitement est fait d'après la méthode de M. le professeur Guyon, avec une olive intra-urétrale.

L'amélioration est très rapide et le 30 novembre le malade n'avait uriné que deux fois au lit. Il peut déjà se réveiller tout seul.

Le 31 décembre, les accidents ne se sont produits que trois fois depuis le début et depuis trois semaines il n'a pas eu d'incontinence.

Il urine le jour de l'an et le 2 janvier. L'amélioration va toujours en augmentant et il cesse le traitement le 22 janvier n'ayant à peu près qu'une incontinence par semaine.

Le malade est revu le 25 mars 1899.

L'incontinence a complètement cessé et le malade se lève tout seul pendant la nuit.

Observation XIII

Incontinence nocturne d'urine. — Guérison.

P..., âgé de 19 ans, vient le 22 mars pour une incontinence nocturne. Cette dernière avait d'abord persisté depuis la naissance jusqu'à l'âge de 6 ans, puis elle avait disparu spontanément.

Le malade s'engage comme volontaire à l'âge de 18 ans et un mois après son entrée au régiment l'incontinence reparaît toute la nuit, accompagnée d'un sommeil profond. L'incontinence dure ainsi depuis un an elle survient maintenant quatre fois par semaine.

Dans la journée pas d'envies fréquentes, mais la miction doit se faire rapidement.

Le traitement consiste en faradisation extérieure avec un pôle au niveau du sphincter externe et un pôle sur l'abdomen. L'incontinence disparaît rapidement et les mictions deviennent dans la journée moins impérieuses. Au début du traitement on réveille le malade deux heures après le coucher, puis on cesse de le réveiller.

Le 25 mai le malade n'a pas encore uriné au lit, et il cesse le traitement.

Le malade est revu d'abord le 3 mars 1897 et la guérison s'est maintenue. Il est revu encore dans le courant de novembre 1899. L'incontinence n'avait pas reparu, mais le malade avait dans la journée des envies fréquentes d'uriner et se plaignait de spermatorrhée avec un léger degré d'hypochondrie.

Observation XIV

Incontinence nocturne d'urine. Traitement d'abord sans résultat. Revient quatre ans après. — Guérison.

B..., âgé de 18 ans. Vient d'abord se fait électriser à la clinique le 17 septembre 1895 pour une incontinence nocturne datant depuis la naissance avec envies fréquentes d'uriner dans la journée (sept à huit fois) accompagnées quelquefois d'incontinences.

Sommeil très lourd. Pas d'incontinence dans la famille. Le malade est électrisé pendant trois mois avec seulement une légère amélioration.

Le malade revient quatre ans après le 3 janvier 1899. L'incontinence se produit deux fois dans la nuit et le sommeil est très lourd.

Les organes génitaux sont très développés et les réflexes rotuliens et crémastériens normaux. Pas de constipation. Le malade est électrisé extérieurement avec des courants faradiques et les pôles placés sur le périnée et l'abdomen.

L'amélioration survient très rapidement et le 21 janvier le malade n'avait pas eu encore d'accident.

Le 21 janvier, après avoir bu la veille beaucoup de liqueurs alcoolisées il survient une incontinence dans la nuit. Depuis les accidents, ne se reproduisent plus et le malade sort guéri le 15 février 1899.

Observation XV

Incontinence nocturne. — Guérison.

Louis B... entre dans le service de M. le professeur Guyon pour une incontinence nocturne d'urine le 3 mars 1900. Il avait déjà subi l'année dernière un traitement qui avait considérablement amélioré une incontinence infantile nocturne datant de l'enfance et qui survenait tous les jours. Après deux mois de traitement le malade n'urinait plus que deux ou trois fois par mois. Son état s'était encore amélioré : les accidents ne survenaient qu'à des époques éloignées mais il était resté des envies fréquentes d'uriner dans la journée (toutes les deux heures) et le malade était obligé de se lever deux ou trois fois dans la nuit.

J'électrise de nouveau le malade le 3 mars 1900 et les envies fréquentes d'uriner dans la journée commencent à disparaître, puis le malade reste endormi toute la nuit sans cependant avoir d'accident, et le 20 avril il cesse le traitement.

Il est revu un mois après et la guérison s'était maintenue.

Observation XVI.

Incontinence nocturne. — Guérison presque complète

Eugénie C..., âgée de 22 ans, femme de chambre, vint se faire soigner pour une incontinence nocturne datant depuis sa naissance. Les accidents surviennent presque tous les jours et elle n'est jamais restée plus de huit jours sans uriner : sommeil très lourd.

Réglée à 14 ans, la menstruation n'a eu aucune influence sur la miction. Elle devint grosse à 20 ans et urinait très souvent pendant sa grossesse.

Envies fréquentes d'uriner dans la journée, et envies impérieuses.

Depuis cinq mois l'incontinence survient toutes les nuits.

La malade est électrisée le 25 février. L'amélioration survient rapidement. Les envies d'uriner diurnes deviennent moins fréquentes et moins impérieuses : la malade peut se retenir plus longtemps.

Le samedi 5 mars, il n'y avait pas eu encore d'accident.

Elle urine au lit les 9, 10, 11 mars.

Du 14 au 30 mars elle n'urine que deux fois. La malade cesse le traitement.

Elle revient le 4 mai. L'incontinence avait reparu tous les jours. Elle subit un nouveau traitement faradique vagino-abdominal et le 17 mai elle n'avait pas eu encore d'accident. Depuis ce moment je ne l'ai plus revue.

Observation XVII.

Incontinence nocturne. — Guérison.

Hippolyte G..., âgé de 13 ans, vint à la consultation d'électricité, pour une incontinence nocturne d'urine datant depuis la naissance. Les accidents survenaient trois ou quatre fois par semaine. Sommeil lourd. Pas d'envies d'uriner trop fréquentes dans le jour. Le malade présente le testicule gauche retenu dans l'anneau.

Le traitement électrique consiste en courants faradiques avec un pôle périnéal et un pôle abdominal.

Il est commencé le 22 février 1899.

L'amélioration est rapide et le 14 mars le malade n'avait uriné que deux fois depuis le début du traitement.

Le 15 avril il cesse le traitement sans avoir eu de nouvelle incontinence.

Le malade est venu le 22 juin et l'incontinence n'avait pas reparu.

Observations XVIII à XXII dues à l'obligeance du Dr Eugène Lacaille, chef du laboratoire d'électrothérapie à la clinique médicale de l'Hôtel-Dieu.

Les observations qui suivent n'avaient pas été prises *in extenso* comme pour une publication. Ce sont plutôt des notes concises comme celles que prend toujours un spécialiste sur chacun de ses malades. Malgré leur briéveté ces notes n'en sont pas moins concluantes.

Observation XVIII.

Incontinence nocturne. — Guérison.

Le Dr Biron, d'Argenteuil, nous confie un de ses petits malades, âgé de 10 ans, qui n'a jamais cessé depuis sa naissance d'uriner au lit toutes les nuits ou à peu près. Peut-être ces six derniers mois y a-t-il eu par période quelques tendances vers l'amélioration, mais ces périodes ayant été suivies de retour à l'état antérieur, les parents se décident enfin, le 15 novembre 1890, à essayer du traitement électrique (toutes les autres médications ayant complètement échoué jusqu'ici).

Le petit malade, fils unique, est d'intelligence suffisante mais un peu apathique. Le père et la mère semblent bien portants. Celle-ci est cependant assez nerveuse. (Pas d'épilepsie).

Le traitement institué pour ce malade et pour tous les autres ayant toujours été le même, sauf quelques variantes de durées, d'intensité et de fréquence, nous le décrirons une fois pour toutes ici.

Les instruments utilisés étaient : 1° l'appareil faradique à chariot de Dubois-Raymond muni seulement de sa bobine à gros fil ; 2° une électrode humide 10 × 12 reliée par son fil à l'un des côtés de la bobine ; 3° une sonde souple faite d'une tige métallique recouverte de caoutchouc stérilisable à l'ébullition et portant à l'une de ses extrémités une borne et le fil qui la relie à l'autre pôle de la bobine, tandis que l'autre extrémité en forme de pas de vis mâle peut recevoir une olive métallique des différents calibres nécessaires.

Voici maintenant le mode opératoire suivi :

La plaque étant placée sur la région sacrée et la sonde introduite avec toutes les précautions antiseptiques voulues jusqu'au col de la vessie, l'interrupteur étant réglé de façon à ne donner qu'une interruption toutes les deux ou quatre secondes, la bobine induite tout d'abord complètement éloignée de l'inductrice était petit à petit rapprochée de celle-ci jusqu'à dose tolérable.

A chaque fermeture de courant le patient accusait très manifestement la sensation de contraction. Le nombre des fermetures varient entre 20 et 60 ou 80 au plus par séance. Quant à la fréquence, le traitement était appliqué autant que possible tous les jours ou tout au moins tous les deux jours.

Pour l'observation présente l'enfant tolèra difficilement le traitement pendant les premiers jours; aussi les séances furent-elles plutôt suivies d'aggravation. Mais comme les parents avaient été prévenus de la possibilité du fait, ils n'en continuèrent pas moins pendant deux mois au bout desquels la guérison complète était obtenue. L'enfant qui urinait à peu près toutes les nuits avait d'abord vu diminuer le nombre des mictions involontaires puis il avait eu des nuits absolument sèches une sur deux, puis deux sur trois, etc... jusqu'à complète continence.

Observation XIX.

Incontinence diurne et nocturne. — Guérison.

Le même confrère nous confie le 16 octobre 1893 le jeune Amédée, âgé de 6 ans, fils de parents très impressionnables, et frère d'une sœur de 5 ans parfaitement propre.

Cet enfant, très nerveux aussi, urine depuis sa naissance aussi bien la nuit que le jour (d'ailleurs pas d'épilepsie).

Tout autre traitement a échoué jusqu'ici.

Les parents ne pouvant matériellement pas le conduire à notre cabinet tous les jours, le traitement n'est appliqué que tous les deux jours.

Dès la 4e séance l'enfant se retient dans la journée et le 28 il n'urine plus qu'une fois dans la nuit.

Le 4 novembre il est réveillé toutes les nuits quand le besoin d'uriner se fait sentir et nous le considérons comme guéri. Revu fin décembre, la guérison s'est maintenue.

Observation XX.

Incontinence nocturne — Guérison — Rechute survenue après cessation prématurée du traitement.

Notre éminent maître le Dr Léon Labbé nous confie au mois de juillet 1892 pour une incontinence d'urine le jeune B... d'origine anglaise.

La mère est une neurasthénique avérée. L'une des sœurs présente de l'atrophie des péroniers latéraux avec pied plat (sans cause occasionnelle connue).

Quant à notre petit malade, âgé de 5 ans, il urine au lit toutes les nuits, est très irritable, mais ne présente pas d'autre tare nerveuse.

Nous le traitons pendant un mois et demi tous les deux jours et assistons progressivement à sa guérison. Au bout de dix jours le petit malade n'urine plus que toutes les deux ou trois nuits, puis toutes les cinq nuits; puis au bout de six semaines il est resté huit nuits sans uriner. Malgré notre insistance les parents trouvant le traitement trop long se déclarent satisfaits du résultat et nous retirent leur enfant. Malheureusement nous avons appris qu'au bout de quinze nuits de continence le petit malade avait perdu tout le bénéfice de notre intervention (comme nous l'avions d'ailleurs bien annoncé à la famille).

OBSERVATION XXI

Incontinence nocturne — Guérison — Récidive par suite de cessation prématurée du traitement.

M. le Dr Brocquet, de Gonesse, nous donne à soigner en novembre 1894 le jeune Ch..... un grand garçon de 14 ans ; très solide, très fort, mais d'un caractère aussi bizarre qu'apathique.

Fils d'une nerveuse et d'un alcoolique, il a toujours uriné au lit toutes les nuits depuis sa naissance.

Au bout d'un mois de traitement il est resté dix nuits sans uriner au lit. Nous voulons aussi le conserver, mais les parents, comme ceux du précédent, se déclarent satisfaits et cessent encore trop tôt malgré nous. Le résultat ultérieur fut nécessairement une rechute ainsi que nous l'avons appris plus tard.

OBSERVATION XXII

Incontinence diurne — Guérison.

M. le Dr Landrieux, médecin de Lariboisière, nous adresse en novembre 1895 une jeune femme de 28 ans, Mme V... qui depuis sa dernière couche, c'est-à-dire depuis quatre ans il ne peut plus retenir ses urines dans la station debout. Ici s'agit d'incontinence consécutive à un traumatisme produit par le passage et le séjour prolongé de la tête du fœtus pendant l'accouchement.

Les phincter est atteint d'une sorte de parésie la malade ne perd jamais ses urines au lit. Il n'y a aucune trace de fistule vésico-vaginale.

Cette fois le traitement fut long. Appliquée d'abord tous les jours pendant deux mois, puis tous les deux jours pendant deux autres mois, puis tous les trois jours pendant un mois la faradisation nous donna un plein et beau résultat. La malade, revue un an après, avait complètement conservé la guérison acquise.

CONCLUSIONS

1° L'incontinence d'urine dite essentielle se rencontre presque toujours, pour ne pas dire toujours, chez des sujets porteurs d'une tare nerveuse à un degré quelconque, et grevés d'une hérédité plus ou moins lourde.

2° La première chose à faire sera donc de traiter l'état général de ces malades et leur système nerveux en particulier.

3° Secondairement l'incontinence reconnaît des causes multiples et qui peuvent se combiner et s'ajouter chez un même sujet (excitabilité vésicale et atonie du sphincter par exemple.

4° Chaque cause secondaire réclame un traitement approprié.

5° Dans les cas d'atonie sphinctérienne, la méthode d'électrisation, telle que l'a préconisée M. le professeur Guyon est la méthode de choix. Son application judicieuse et suivant les règles précises établies par notre maître, ne peut être aucunement nuisible et a produit, au contraire, et produit encore tous les jours de nombreux cas de guérison.

INDEX BIBLIOGRAPHIQUE

ADEMOLLO. — L'Imparziale, 17 mars 1873.

ALBARRAN. — Opération contre l'incontinence d'urine chez la femme (Annales des maladies génito-urinaires, 1892).

BAGOT. — Dublin, Journ. of. med. Sciences, octobre 1891.

BEAUNIS. — Nouveaux éléments de physiologie humaine, Paris, 1888, II, 344.

BÉCLARD. — Traité élémentaire de physiologie humaine.

BERCIOUX. — Gazette hebdomadaire, 1858.

BÉRILLON. — Bulletin médical, 15 juin 1892.

BÉTHUNE. — De l'incontinence d'urine par atonie ou paralysie de la vessie et de son traitement (Thèse, Paris 1870).

BICHAT. — Anatomie générale appliquée à la médecine et à la chirurgie, tome IV.

BLANCHARD. — Traitement de l'incontinence d'urine par le bromure de potassium (Lyon médical, 1875, n° 24).

BOHDANOVICZ. — Contribution à l'étude de la pathologie du muscle vésical (Th. Paris, 1892).

BUDGE. — Physiologie du sphincter vésical (Archiv. für die gesammte Physiologie, 1872). Résumé, *in* Rev. Sc. méd., 1873, I, p. 42.

CARAYON. — De la miction dans ses rapports avec la physiologie et la pathologie (Thèse de Strasbourg, 1865).

CHAMBERS. — Bulletin général de thérapeutique et The Lancet, 1849.

CHÉRON. — Incontinence nocturne d'urine chez l'enfant (Union médicale, 1895, n°s 13 et 14).

CHOUX. — Archives de médecine, février 1893.

CORRIGAN. — Gazette hebdomaire. Méd. chirurg. 29 août 1870.

COURTADE ET J. F. GUYON. — Sur la résistance du sphincter vésico-uréthral (Soc. Biologie, 27 juillet 1895).

— Contribution à l'étude de l'innervation motrice de la vessie (Arch. phys., juillet 1896).

CRUVEILHIER. — Anatomie descriptive.

CROSS. — Gazette hebdomadaire sciences méd., Montpellier, 1885.

DAVENPORT. — Bost. med. and. Surg. Journ., 30 oct. 1890 (*in* Annales génito-urinaires, 1883).

DEBIERRE. — Anatomie humaine.

DELBET (Pierre). — Quelques recherches anatomiques et expérimentales sur la vessie et sur l'urèthre (Annales génito-urinaires, mars 1892).

DUTIER. — Gazette des hôpitaux, janvier 1855, mars 1856.

DELCOUR. — Gazette des hôpitaux, 1844.

DELOULME. — De l'électrothérapie dans les maladies des appareils génital et urinaire (Thèse de Paris, 1872).

DESAULT. — Œuvres chirurgicales, tome III.

DESCROIZILLES. — Considérations sur l'incontinence d'urine étudiée sur les enfants (Rev. gén. de clinique et de thérapeutique, 11 avril 1889).

DESNEAUX. — Annales de méd. et de chirurg. pratiques, 1852.

DESNOS. — Dictionnaire encyclopédique, art. Prostate.

DESTOUCHES. — De l'incontinence d'urine chez les enfants (Thèse, Paris 1858).

DEVERGIE. — De l'incontinence d'urine et de son traitement rationnel par la méthode des injections, 1840.

DUCHASTELET. — Capacité et tension de la vessie (Thèse, Paris 1886).

DUPUYTREN. — Nouvelle bibliothèque médicale, 1828, tome II, p. 821.

DU SOUICH. — De l'incontinence d'urine essentielle, Paris 1877.

DUVAL (Mathias). — Cours de physiologie.

ESPAGNE. — Traitement de l'incontinence nocturne d'urine par la ligature du prépuce (Gazette médicale de Paris, 16 mai 1871).

ETIENNE. — De l'urèthre de la femme, de la portion membraneuse de l'urèthre de l'homme (Thèse de Nancy, 1880).

FABRE. — De la simulation dans l'armée (Thèse, Paris 1874).

FÉRÉ. — Troubles urinaires dans les maladies du système nerveux (Archives de neurologie, 1884, n° 20).

D. FRANCK. — Article grand sympathique *in* Dict. encyclopédique.

FREUD. — Semaine médicale, 13 nov. 1893.

GAGEY. — Thèse Paris, 1860.

GENOUVILLE. — Etude comparative des organes de la miction dans les deux sexes (Annales génito-urinaires, 1892).

— Du rôle de la contractilité vésicale dans la miction normale (Archives de physiologie, avril 1894).

— La contractilité du muscle vésical à l'état normal et à l'état pathologique chez l'homme (Thèse de Paris, 1894).

GIANUZZI et NAWROCKI. — Influence des nerfs sur les sphincters de la vessie et de l'anus (Comptes rendus Acad. sciences, 1863, p. 1101).

GRANCHER. — Maladies de l'enfance. Tome III.

GUÉPIN. — Innervation vésicale (Journal de l'Anatomie, 1893).

GUERSANT. — Dictionnaire en 60 volumes (Article Incontinence).

GUESSARIAN. — Incontinence d'urine chez la femme par anomalie du développement des organes génito-urinaires (Thèse Paris, 1897).

GUIARD. — Pollakiurie psychopathique et son traitement (Annales génito-urinaires, 1890).

GUINON (L.-J). — De quelques troubles urinaires de l'enfance. Névroses urinaires de l'enfance (Thèse Paris, 1889).

GUYON. — Leçons cliniques, 1894.

— Sensibilité de la vessie au contact et à la distension dans l'état physiologique et pathologique (Gazette hebdomadaire, 1884, n° 52, et 1885, n°s 1 et 2).

— Sensibilité de la vessie à l'état normal et pathologique (Annales, 1887).

— Physiologie de la vessie (Gazette hebdomadaire, 1887).

— Traité des maladies de la vessie et de la prostate. Paris, 1888.

— Les neurasthéniques urinaires. Clinique (Annales, sept. 1893).

— Journal de chirurgie et de médecine pratique, 1871. Tome XXXIII.

HACHE. — Dictionnaire encyclopédique des sciences médicales (Art. vessie).

HAROLD WILLIAMS. — The Boston med. and. surg. Journal, 12 mars 1893.

HÉMELOT. — Bibliographie de l'électricité appliquée à la médecine (Thèse, Paris 1859).

HENLE. — Anatomie des Menschen, 1880, II, 334-338.

JAMIN. — Article Vessie. Dict. médecine et chirurgie pratiques.

JAMIN (Robert). — Incontinence d'urine chez une jeune fille guérie par l'électrisation de l'urèthre (Annales génito-urinaires, 1889, p. 340).

JANET. — Troubles psychopathiques de la miction (Thèse, Paris 1890).

KELP. — Traitement de l'incontinence d'urine par les injections sous-cutanées d'ergotine (Deutsch. Archiv. fur Klin. Med., 1874, p. 432).

KIERNER.— Enuresis nocturna bei Mundathmen (Centralblatt fur Klin. Med., 1891).

KUSS et DUVAL. — Physiologie humaine.

LALLEMAND. — Traitement de l'incontinence par la cautérisation du col vésical (Gaz. Hôp. janvier 1871).

LANDOIS. — Traité de physiologie humaine. Traduction Moquin-Tandon, 1892.

LE DENTU et VOILLEMIER. — Maladies de la prostate et de la vessie.

LEGUEU. — Art. Incontinence in Traité chirurgie de Delbet.

LEONARDI. — Raccogli. Med. Forli. Déc. 1873.

LIARAS.— Annales de la polyclinique de Bordeaux, mars, 1893.

LOUMEAU.— Annales de la polyclinique de Bordeaux, fév., 1893.

MALLEX. — Electrisation dans le traitement de l'incontinence d'urine (Gazette des hôpitaux, 1861).

MAURICET. — Emploi de l'ext. alcool. de strychnos (Arch. gén. méd., 1837, XIII, 403).

MONDIÈRE. — Traitement de l'incontinence d'urine (Presse médicale, 1837, 19 et 21).

MOORE. — Cautérisation du col (Bulletin de thérapeutique, 1850).

MOREAU. — Emploi de l'ergotine et du fer dans le traitement de l'incontinence (Gaz. hôpitaux, 17 octobre 1865).

NARDIN. — Essai sur l'électrothérapie dans l'incontinence nocturne d'urine (Thèse 1864).

NARICH. — Journal de médecine de Paris, 20 décembre 1892.

NEVEU. — Incontinence d'urine et son traitement (Thèse Paris 1880).

OBERLANDER. — Annales génito-urinaires, 1889.

OWEN. — Société médecine de Londres, 3 février 1890, (*In* Annales génito-urinaires).

ONIMUS et LEGROS. — Traité d'électricité médicale.

PASTEAU. — Etude sur le rétrécissement de l'urèthre chez la femme (Annales gén.-urin. 1897).,

PÉPIN. — Pathogénie et traitement opératoire de l'incontinence d'urine chez la femme (Thèse, Paris 1893).

PÉROUSE. — De l'incontinence d'urine (Th. Paris 1834).

PERRET et DEVIC. — Traitement par l'antipyrine (Prov. méd., 1889, n° 23 et 26).

PETIT (J.-L.). — Traité des maladies chirurgicales.

PICARD. — Incontinence d'urine guérie par les courants induits (Soc. méd. prat., mai 1889).

RAVICOVITCH. — Traitement de l'incontinence chez les enfants (Archiv. fur Kinder Heilkunde, 1891).

RECULLARD. — Essai sur l'incontinence nocturne d'urine chez les enfants (Thèse Paris, 1870).

RELIQUET. — Leçons sur les maladies des voies urinaires.

RICHET. — Anatomie topographique.

RITTER. — Gazette médicale, 8 août 1840.

SAINT-PHILIPPE. — Traitement de l'incontinence chez les enfants par la teinture de rhus radicans (Journal méd. de Bordeaux, 14 août 1892).

SANGER. — Traitement de l'incontinence par le massage de l'urèthre (Annales gen.-ur. 1892).

SAPPEY. — Anatomie descriptive.

DE SARDAC. — Incontinence nocturne d'urine chez les enfants (Thèse, Bordeaux 1891).

STEAVENSON.— Traitement de l'incontinence nocturne d'urine (The Lancet, 10 janv. 1891).

SWANEY. — Incontinence d'urine et son traitement chez les enfants (New-York medical Record, 3 mai 1890).

THOMPSON. — The Lancet, 20 sept. 1893).

— Installations de nitrate d'argent dans la portion prostatique. (Rev. des sciences médicales de Hayem t. LV, 1894

TESTUT. — Anatomie humaine.

TOURNEUX et HERMANN. — Dict. encyclopédique (Art. vessie).

TUFFIER. — Maladies de la vessie (Duplay et Reclus t. VI).

VIAULT et JOLYET. — Physiologie humaine.

VON ZEISSL. — Recherches expérimentales sur l'innervation de la vessie (*in* Annales génito-urinaires, 1892).

WERTHEIMER. — Dict. Encyclopédique (Article vessie, physiologie).

WEST. — Maladies des enfants.

WARBUTON. — Traitement par le bromure (Rév. gén. thérapeutique, 1874).

Paris. — Typ. A. DAVY, 52, rue Madame.

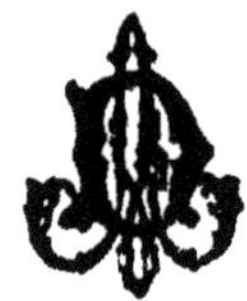

www.ingramcontent.com/pod-product-compliance
Ingram Content Group UK Ltd.
Pitfield, Milton Keynes, MK11 3LW, UK
UKHW020358230726
13925UKWH00003B/1183